NOTICE CHIMIQUE

SUR

LES SOURCES MINÉRALES

DE

L'ÉTABLISSEMENT THERMAL DE VALS

(Ardèche)

PAR

MM. O. HENRY, Membre de l'Académie de Médecine
et E. LAVIGNE, Ingénieur civil

SUIVIE DE LA

CLINIQUE DE VALS

Par M. le Dr CHABANNES, Médecin Inspecteur
Lauréat de l'Académie de Médecine (médailles d'argent),
Membre correspondant de la Société d'Hydrologie médicale de Paris,
des Sociétés de Médecine de Lyon, de Marseille, d'Alger, etc.,
Membre du Comité consultatif d'Hygiène et de Salubrité publique
de l'Ardèche.

MARSEILLE

TYPOGRAPHIE Ve MARIUS OLIVE
RUE PARADIS, 68

1867

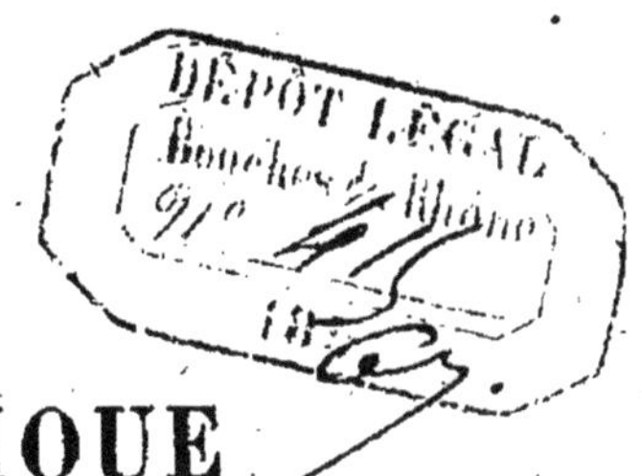

NOTICE CHIMIQUE

SUR

LES SOURCES MINÉRALES

DE

L'ÉTABLISSEMENT THERMAL DE VALS

(Ardèche)

PAR

MM. O. HENRY, Membre de l'Académie de Médecine
et E. LAVIGNE, Ingénieur civil

SUIVIE DE LA

CLINIQUE DE VALS

Par M. le Dr CHABANNES, Médecin Inspecteur
Lauréat de l'Académie de Médecine (médailles d'argent),
Membre correspondant de la Société d'Hydrologie médicale de Paris,
des Sociétés de Médecine de Lyon, de Marseille, d'Alger, etc.,
Membre du Comité consultatif d'Hygiène et de Salubrité publique
de l'Ardèche.

MARSEILLE
TYPOGRAPHIE Ve MARIUS OLIVE
RUE PARADIS, 68

1867

PRÉFACE.

Les pages qui vont suivre peuvent se passer de toute recommandation ; les études qu'elles renferment méritent l'attention des esprits sérieux et les méditations des praticiens. Si le nom des savants auteurs qui les ont écrites ne suffisait déjà à éveiller la curiosité du public, le sujet qu'elles traitent, seul et par lui-même, aurait encore des titres à l'intérêt du lecteur.

L'Ardèche est un de ces départements rares en France, dont le sol bouleversé conserve les traces d'anciennes révolutions volcaniques. Il doit à cette circonstance l'avantage de posséder des sources minérales connues depuis plus de deux siècles, mais jusqu'à ces derniers temps imparfaitement exploitées. A leur tête se placent les eaux de Vals, dont l'usage est depuis longtemps répandu au loin, sans que, avant ce jour, leur existence ait constitué sur les lieux une station digne d'être qualifiée de minérale. C'est à peine si, en 1839, la *Chloé* avait fait naître des espérances peu réalisées. Des bains furent créés, mais l'insuffisance de cet établissement, tant soit peu primitif, donnait raison au silence des guides spéciaux ou à leurs annotations plus perfides encore.

On en était là, lorsqu'en 1866 la propriété de cet Établissement de Bains et de ses dépendances passa dans de nouvelles mains. La transformation ne tarda pas à être complète. L'installation d'une machine à vapeur permit d'augmenter le nombre des bains, et d'apporter plus de rapidité dans le service. Elle facilita la création d'un système d'hydrothérapie et de douches perfectionnées. En même temps un grand hôtel s'élevait, comme par enchantement, dans l'enceinte de la propriété et à proximité des bains et des sources. En un mot, rien ne fut négligé pour assurer aux malades les ressources et les commodités que l'on exige aujourd'hui dans les stations thermales les plus fréquentées.

D'autres soins non moins importants ont en même temps éveillé la sollicitude des nouveaux propriétaires. Indépendamment de la *Marquise* et de la *Chloé*, sources justement célèbres, l'Etablissement en possédait d'autres non encore analysées, et laissées jusqu'alors dans un état voisin de l'abandon ; capter avec soin ces sources innommées, et par des forages intelligents en accroître le nombre, telle fut l'œuvre confiée aux premiers soins de l'Administration, dont les efforts ne tardèrent pas à être couronnés d'un plein succès. En très-peu de temps, aux deux sources déjà connues, l'Etablissement en avait adjoint sept autres ; il ne restait plus désormais qu'à classer toutes ces richesses et à en étudier les ressources.

Ce résultat ne pouvait être obtenu qu'en recourant à des hommes spéciaux, mais d'une capacité bien distincte, les nouvelles sources devant être étudiées tant sous le rapport de leur composition chimique que sous celui de leurs vertus médicales.

A l'effet d'atteindre ce double but, les propriétaires se sont adressés, pour ce qui concernait la première de ces études, à MM. O. Henry, membre de l'Académie de Médecine, et E. Lavigne, ingénieur civil, bien connu par la spécialité et le succès de ses travaux chimiques Quant aux observations médicales, elles ont été fournies par M. le docteur Chabannes, médecin inspecteur de la station.

L'ouvrage que nous livrons au public renferme par conséquent deux parties essentiellement distinctes, lesquelles alternativement peuvent être réunies, pour ceux qui tiendront à connaître dans leur ensemble les qualités de nos eaux, ou séparées, au gré de ceux qui voudront se borner à l'étude isolée, soit de leur caractère chimique, soit de leur caractère médical.

Osons dire que peu de sources minérales ont été l'objet d'études à la fois si complètes et si consciencieuses. En ce qui concerne leurs éléments chimiques, on en jugera lorsque nous aurons dit que l'analyse faite sur les lieux par M. Lavigne a subi le double contrôle de celle que lui-même, d'une part, et M. O. Henry, de l'autre, ont opérée dans leurs laboratoires respectifs ; et, pour ce qui touche à la partie médicale, on conviendra que personne ne pouvait être plus compétent que M. le docteur Chabannes, pour vulgariser les qualités des eaux qu'une longue pratique et des observations spéciales lui ont rendu si familières.

Aussi nous ne voulons gâter en rien, pour le lecteur, le plaisir qu'il éprouvera à juger par lui-même du mérite de l'ouvrage pour lequel nous réclamons ses sympathies ; il nous suffira de le faire précéder du tableau comparatif des analyses des eaux de toutes nos sources. Ce sera comme un résumé des travaux dont elles ont été l'objet depuis leur découverte jusqu'à ce jour.

Un seul coup d'œil jeté sur ce tableau, donnera

une première idée des ressources que cette précieuse collection met désormais à la disposition de l'art médical.

On y remarquera la division en trois groupes, établie avec raison par M. le docteur CHABANNES.

Le premier de ces groupes contient les sources douées d'une minéralisation plus riche; il reunit dans son ensemble :

1° La *Marquise*, la plus ancienne et la plus minéralisée des sources de Vals, celle dont les livres de médecine des deux derniers siècles se sont complu à vanter l'efficacité curative.

2° La *Chloé Dupasquier*, désormais célèbre par le patronage du savant professeur de chimie, dont Lyon n'a pas cessé de regretter la perte.

3° et 4° La *Constantine* et la *Souveraine*, riches en bi-carbonate de soude comme toutes les sources de ce premier groupe, particulièrement caractérisé par la présence de ce précieux élément.

Une minéralisation plus faible distingue le second groupe, qui, malgré cette circonstance, ne le cède en rien au premier pour l'importance. Il comprend en effet une eau de table qui, dès son apparition, a su conquérir les sympathies du public par sa fraîcheur naturelle et par l'attrait irrésistible d'une saveur *sui generis*. Nous avons nommé la *Pauline*.

Il comprend encore la source des *Convalescents*, que ses éléments ferrugineux classent en dehors des autres sources minérales de Vals.

Le 3ᵉ groupe, bien que représenté par une seule source, se recommande plus que tous les autres à l'attention des médecins, qui font de la propriété curative des eaux minérales l'objet de leurs investigations particulières.

Ceux-ci, en effet, connaissent de réputation l'ancienne source *Dominique*, longtemps réputée unique à raison de sa minéralisation *ferro-arsénicale.* Un forage intelligent, pratiqué en 1866 par l'Administrateur de l'Etablissement, a fait découvrir la *Saint-Louis* dans le versant ouest du rocher où jaillissait autrefois la *Dominique.*

Cette nouvelle source a été, de la part de MM. O. HENRY et E. LAVIGNE, l'objet d'une étude toute particulière; les résultats de leur analyse les ont autorisés à affirmer « *que la Saint-Louis, qui est la plus rapprochée du point de* L'ANCIENNE DOMINIQUE, *leur paraît s'identifier avec celle-ci,* et *qu'elle est sans contredit, par sa nature spéciale, la source la plus importante de Vals.* »

A ces trois groupes doivent être ajoutées deux autres sources, qu'on n'a pas jugé à propos de comprendre dans le tableau des analyses, attendu qu'elles font en quelque sorte double emploi avec celles qui y sont portées; l'une, dite *Source des Bains*, appartient au 1er groupe et pourrait y figurer à côté de *la Souveraine* et de la *Chloé;* l'autre, dite *Nouvelle Pauline*, trouverait sa place naturelle dans le 2me groupe, à côté de la *Pauline*, sa sœur jumelle.

Assurément il existe peu d'établissements thermaux en France qui puissent se vanter de posséder une collection de sources aussi complète. Les nôtres sont moins remarquables encore par leur nombre que par l'étonnante variété de leur minéralisation. La science médicale ne peut que tirer profit de cette heureuse graduation pour la variété et l'efficacité de ses traitements.

Peut-être serait-ce ici le cas d'ajouter à ces réflexions préliminaires, l'énumération des avantages offerts aux étrangers par la position exceptionnelle de Vals. Nous nous en abstiendrons, dans la pensée que ces détails trouveront plus naturellement leur place dans les notions spéciales qui leur sont destinées. Il nous suffira de rappeler que, grâces aux chemins de fer, Vals, aujourd'hui, n'est plus qu'à 18 heures de Paris, à 6 heures de Lyon, et à 8 heures de Marseille. On n'oubliera pas non plus sa situation sous un climat tempéré, qui rend tout aussi fructueux et bien plus agréable, le traitement entrepris à la fin du printemps ou au commencement de l'automne. Enfin, on nous permettra d'invoquer également en sa faveur l'attraction que doit exercer sur tous, le séjour d'une contrée digne des crayons de l'artiste, des études du géologue, et des pérégrinations du voyageur.

Lorsque nous aurons ainsi brièvement résumé tous ces avantages, on applaudira sans doute aux efforts que nous avons tentés et que nous tenterons encore pour mettre notre Établissement thermal à la hauteur des destinées de Vals; aussi nous ne craindrons pas de rencontrer un démenti, en affirmant que, dans un avenir prochain, Vals est appelé à devenir la station minérale la plus importante et la plus fréquentée de toutes celles du midi de la France.

Henry VASCHALDE,

Administrateur de l'Établissement Thermal.

I.

NOTICE CHIMIQUE.

Tableau des Analyses des Sources.

1er Groupe. — Eaux bicarbonatées-sodiques fortes. | 2e Groupe. — Eaux moyennes et faibles.

SUBSTANCES CONTENUES DANS LES EAUX.	MARQUISE	CONSTANTINE	SOUVERAINE	CHLOÉ	CONVALESCENTS	PAULINE
	analysée par M. Berthier	analysées par MM. O. Henry et Lavigne.		analysée par M. Dupasquier.	analysées par MM. O. Henri et Lavigne.	
Bicarbonate de soude.	gr. 7,154	7,0530	6,5150	5,289	1,7140	1,6117
— potasse...	»	0,0710	0,0690	0,045	traces	traces
— chaux. ..	0,180	0,4370	0,2700	0,169	0,0538	0,0288
— magnésie.	0,125	traces.	0,0090	0.166	traces	0,0083
— fer.....	0,015	0,0067	0,0056	0,021	0,0475	0,00907
— lithine...	»	traces.	presq. insensibl.	»	ind.-sensible.	très-sensible.
Chlorure de sodium. .	0,060	0,2800	0,3370	0,189	0,2280	0,0414
Sulfate de soude....	0,053	0,2040	0,2610	0,173	0,4270	0,1696
— de chaux...			»		»	»
Silicate et silice....	0,116	»	0,1020	0,099	0,1390	0,1824
Alumine phosphate fer				0,004		
Iodure alcalin	»	»	»	»	»	»
Arsenic ou arséniate.	»	»	»	»	»	»
Matières organiques..	»	traces.	indices	»	»	»
Produits solides.	gr. 7,703	8,0517	7,5686	6,155	2,6093	gr. 2,05127
Acide carbonique. ..	2,500	2,1000	2,2000	1,626	1,2400	lit. 1,08200
	10,203	10,1517	9,7680	7,781	3,8493	3,13327

3e Groupe. — Eau arsénico-ferrugineuse sulfuriquée.

SOURCE SAINT-LOUIS analysée par MM. O. Henry et Lavigne.		
Silicate de fer......	0,0197	0,1014 gr.
— d'alumine ...	0,0454	
— de manganèse.	traces	
— de chaux....	0,0178	
— de soude	0,0185	
Sulf. de protox. de fer.	0,0766 gr.	
— de sexquiox. de fer.	0,0416	
— de chaux.......	0,0320	
— de potasse......	traces	
— de soude.......	0,1125	
Chlorure de sodium...	à peine indiq.	
Acide carbonique....	traces	
— sulfureux.....	traces	
Iode...........	traces	
Phosphate de soude...	indiqué	
Acide sulfureux.....	traces	
Acide sulfurique libre.	0,0996	
Arsenic ou arseniate..	0,0010	
Sulfate de Magnésie...	indiqué	
Matières organiques...	traces	
Total	0,4647	

NOTICE CHIMIQUE

SUR LES SOURCES MINÉRALES

DE

L'ÉTABLISSEMENT THERMAL DE VALS

(ARDÈCHE).

I

Depuis la découverte de la source *Chloé* et le remarquable travail publié en 1845 par A. Dupasquier, de nombreuses sources minérales ont été mises au jour par les propriétaires de l'Établissement thermal de Vals, mais aucun travail n'avait été fait dans le but de les classer et d'en définir les propriétés physiques et chimiques, si utiles cependant à connaître pour en prévoir les effets thérapeutiques.

C'est pour remédier à cet état de choses, que nous avons été chargés par les propriétaires d'analyser la collection heureuse de ses sources.

Elle ne consistait, en 1845, que dans les deux sources signalées par M. Dupasquier, savoir : la *Marquise*, située sur la rive gauche de la Volane, et la *Chloé*, qui venait d'être découverte.

En 1866-67, des travaux importants conduits par l'administrateur de l'Établissement, M. Vaschalde, firent découvrir ou améliorer de nouvelles sources, savoir :

La *Pauline ;*

La *Source des Convalescents ;*

La *Saint-Louis ;*

La *Constantine* et la nouvelle *Pauline.*

Cet Établissement ayant découvert l'année d'avant la *Souveraine*, et étant propriétaire des anciennes sources *Marquise*, *Chloé* et *Source des Bains*, se trouve donc en possession de neuf sources minérales naturelles que nous allons passer successivement en revue.

II

Aperçu géologique.

Le terrain de la vallée de la Volane est entièrement granitique. Les éléments de la roche sont le quartz blanc translucide, le feldspath labrador légèrement rosé et le mica noir à petites paillettes. Celui-ci est assez abondant; il n'est pas également répandu dans la masse, mais est au contraire disposé par feuilles, ce qui donne à la roche une apparence schisteuse et la fait désigner sous le nom de gneiss.

Non loin du confluent de la Volane et de l'Ardèche, commence sur la rive gauche de la première une petite vallée transversale, profonde à l'origine, mais se relevant fortement à quelques centaines de mètres de la Volane.

Cette vallée paraît avoir été produite sous l'action d'un filon de porphyre quartzifère fort épais, et affectant sensiblement la même direction : N. N.-E. — S. S.-O.

Ce filon ne paraît pas s'être prolongé beaucoup au-delà de la Volane qu'il traverse ; mais cependant son action s'est fait sentir à quelque cinquante mètres de sa rive droite. Du côté opposé, on peut le suivre à une grande distance. Bien qu'il ne soit pas toujours visible à sa surface, il est probable qu'il est en relation directe avec les filons de basalte et les cratères qui couronnent les hautes montagnes des environs de Vals.

C'est par les crevasses de ce filon, ou par celles du gneiss voisin, que s'échappent des quantités considérables d'eau et d'acide carbonique.

Les sels en dissolution dans les eaux minérales, sont des carbonates dont les bases proviennent sans aucun doute des roches avoisinantes.

Le feldspath est-il transformé en kaolin, en abandonnant à l'eau les éléments alcalins, ou bien, suivant des expériences récentes, est-il simplement en dissolution dans l'eau saturée d'acide carbonique? L'état présent de nos expériences ne nous permet pas de résoudre encore cette question.

Ce filon (de porphyre quartzifère) paraît avoir son pendage à l'Est, suivant l'indication que donnent les sondages pratiqués jusqu'ici; lesquels doivent être de plus en plus profonds, pour atteindre sa nappe jaillissante, au fur et à mesure que l'on s'éloigne de la tête du filon, en allant vers le levant.

C'est sur ce filon que prennent naissance les sources carbonatées sodiques, fortes ou faibles, de la station de Vals. Celles qui ont leur point d'émergence près de la tête du filon, paraissent avoir un écoulement régulier. Celles au contraire qui ont nécessité des sondages plus ou moins profonds, sont intermittentes.

L'intervalle de temps entre chaque intermittence, est à peu près régulier pour une même source, et il augmente avec la profondeur du sondage; le débit augmente aussi pour chaque intermittence avec cette même profondeur.

Cette intermittence des sources est un fait remarquable, et voici l'explication que nous en proposons au milieu de beaucoup d'autres contradictoires.

Supposons que la déjection vienne de se faire par un trou de sonde de 70 à 80 mètres, — comme celui du puits Firmin ; — le trou est à peu près étanche, et nous constatons que le dégagement d'acide carbonique se continue sous une pression d'abord supérieure à celle de l'atmosphère, et qui finit par s'équilibrer à celle-ci.

Les suintements de la roche granitique introduisant une certaine quantité d'eau dans le trou de sonde, il se forme en même temps une *bulle de gaz* sous cette eau.

Cette bulle provient de la même source que l'eau, ou d'une source voisine. Cela ne change pas l'explication. Il suffit de se rappeler que, dans un tube étroit comme celui d'une source, la bulle de gaz ne peut traverser la colonne d'eau (1).

L'eau n'est pas projetée en dehors dès l'origine, mais son poids fait équilibre à la pression du gaz : la production de l'eau et du gaz marchant parallèlement, la colonne d'eau augmente de hauteur, la pression du gaz suit la même progression, et l'équilibre se maintient.

Mais il arrive un moment où le trou de sonde étant plein, la colonne d'eau ne pouvant plus s'augmenter en hauteur ne fait plus équilibre à la pression du gaz carbonique qui se produit constamment à la partie inférieure.

A ce moment, l'équilibre est rompu, l'eau s'échappe par l'orifice supérieur, et la force vive acquise par ce premier effort, aidant la force élastique du gaz emprisonné à la partie inférieure, il en résulte une projection violente de l'eau accumulée dans le trou de sonde, puis ensuite de

(1) N'a-t-on pas vu des effets de ce genre à Vichy, pour la source dite des Dames, amenée des portes de Cusset à l'établissement thermal de Vichy par des conduites ? Le gaz carbonique libre s'accumule en certains points en sorte de nids, et pousse le liquide par jets rejetés ou s'oppose à son passage en le refoulant vers la source.

l'excès du gaz carbonique, jusqu'à ce que l'équilibre soit de nouveau rétabli ; et le phénomène recommence.

D'après cette explication, la quantité d'eau projetée à chaque intermittence doit être constante et proportionnelle aux dimensions du trou de sonde (1). C'est précisément ce que nous avons pu vérifier.

De plus, quelle que soit la durée des intermittences, la quantité d'eau projetée est constante pour chaque phénomène et pour un même trou de sonde.

Le phénomène se renouvelle régulièrement quand on n'embrasse qu'une courte période de temps, mais il subit quelques variations, peu importantes d'ailleurs, suivant les conditions climatériques de l'année.

La plus remarquable des sources de Vals au point de vue de l'intermittence est la source *Firmin*, laquelle projette environ 300 litres d'eau toutes les heures et demie, à une hauteur de 8 à 10 mètres au-dessus de l'orifice supérieur.

J'ai dit précédemment que toutes les sources carbonatées sodiques avaient leur origine dans le métamorphisme du gneiss au contact du filon de porphyre quartzifère. Ces sources tirant leurs éléments salins des phosphates décomposés ou dissous (2), elles ne renferment que peu

(1) Il y a à Vichy, sur la route de Nismes, la source Larbaud aîné, qui présente une intermittence de ce genre de dix en dix minutes, en projetant l'eau sous la forme d'une belle gerbe de 1 mètre à 1 mètre 1/2 de hauteur.

(2) Il y a plusieurs années, l'un de nous avait émis l'opinion que la formation des eaux de Vichy pouvait avoir lieu par l'action de l'acide carbonique feld-spathiques ou de ce genre. M. Daubrée a récemment reproduit la même pensée pour expliquer les eaux bi-carbonatées sodiques. Le même M. O. Henry a considéré aussi, il y a longtemps, les eaux d'Evaux et de Plombières comme presque entièrement *alcalines silicatées* à leur point d'émergence, et ne devenant que postérieurement carbonatées sous des influences secondaires.

de fer ; mais il reste dans la même région une autre série de sources à écoulement plus constant et dont l'origine paraît tout autre.

Au point où la vallée des sources se relève presque subitement, il existe un filon plutôt basaltique que quartzeux, et renfermant des veinules de pyrite de fer. Ce filon a une direction très-différente du précédent ; et il va de l'E. N.-E. à l'O. S.-O. C'est à ce filon que la source *Saint-Louis* doit son origine, et c'est de ce même filon que sourdait l'ancienne source *Dominique*. Cette source est sulfo-arsenicale ferrugineuse et ne renferme pas d'acide carbonique.

On doit rattacher à cette catégorie la source des *Convalescents*. Si toutes ces sources dégagent de l'acide carbonique, cela tient certainement à ce que les sondes ont pénétré dans le gneiss voisin, lequel est fortement métamorphisé par le filon de quartz et dégage de l'acide carbonique en abondance.

La source *Saint-Louis* n'en renferme que des traces à peine sensibles, et n'est acide que par l'acide sulfurique libre.

La différence principale qui existe entre ces sources et les précédentes, c'est que celles-ci sont essentiellement ferrugineuses et arsenicales.

J'ajouterai, pour terminer cet aperçu géologique, qu'en outre des sources minérales perceptibles qui sont déjà fort nombreuses à Vals, il existe dans la direction du filon de quartz, et en allant vers le N.-E., un grand nombre de suintements minéralisés et même des dégagements d'acide carbonique simple. Il paraît donc bien certain que ce filon se prolonge jusqu'aux cratères et filons basaltiques qui dominent la contrée.

III

Débit des Sources.

Le débit des sources a été mesuré de plusieurs manières différentes, suivant la disposition prise pour chacune d'elles au point d'émergence.

La *Marquise* surgit dans une crevasse du filon de porphyre, et l'on a simplement creusé un petit bassin sur l'orifice même.

Pour mesurer le débit, nous avons tracé un repaire à un certain niveau, puis nous avons puisé l'eau au fur et à mesure en maintenant le niveau constant.

L'opération faite le 24 septembre, nous a donné 5 litres d'eau de 3 h. 56' à 4 h. 16' 10", c'est-à-dire en 20' 10".

Son débit serait donc de 0 litre 2478 par minute.

Cette source paraît se tarir presque complétement en hiver, et reparaît au printemps sans que, jusqu'à présent, on ait expliqué ce phénomène. Bien qu'on n'ait pas de note écrite sur l'ancien débit de cette source, on prétend qu'il était autrefois beaucoup plus considérable. Cependant, à défaut d'observation, rien ne le prouve, et nous avons constaté sur la source *Marie* qui se trouve sur l'autre rive de la Volanne, à laquelle on attribuait un phénomène semblable, que son débit était sensiblement le même que celui trouvé en 1857 par nous-mêmes.

Il y aurait donc lieu d'émettre un doute sur l'affaiblissement du débit de la *Marquise*.

La source dite *Souveraine* est reçue dans un grand bassin en partie creusé dans le roc et en partie élevé en maçonnerie.

Cette source a été obtenue par *un sondage vertical* de 18 mètres de profondeur pratiqué sur l'affleurement du filon de porphyre. Elle est intermittente à courts intervalles, et sa déjection ne s'élève qu'à quelques décimètres au-dessus de l'orifice (1).

Pour évaluer le débit de cette source, nous avons mesuré la section du réservoir ; elle était de 1,118 décimètres carrës.

Le 22 septembre, à 2 h. 45', nous avons vidé le bassin; le 23, à pareille heure, l'eau s'était élevée de 0m 55. Le volume d'eau débité dans 24 heures a donc été de 1,118 + 5.5 = 6,149 litres; de 256 litres par heure, et de 4 litres 26 par minute.

Les autres sources de l'établissement thermal sont établies de manière à avoir leur écoulement par un ajutage. Le mesurage en a été fait en recevant les eaux dans un vase de capacité connue et pendant un temps déterminé.

C'est ainsi qu'on a trouvé pour la *Chloé*, le 20 septembre 1866 :

De 3 h. 5'	à 3 h. 10'	7 litres,	soit 1.4	par 1m
De 3 h. 11' 30"	à 3 h. 18' 30"	9,200	» 1.31	»
De 3 h. 20'	à 3 h. 26'	8	» 1.33	»
		Moyenne par 1m	1.35	»

Pour la *Pauline*

De 4 h. 32'
à 4 h. 44'

En 12' — 9 litres 600

Soit. . . 0 litre 800 par 1m.

A cette époque, le captage de cette source n'était pas complétement achevé; son débit est aujourd'hui de 4 litres 45 par minute.

La source *Constantine* donne	5 litres	30	par 1m
Celle des *Convalescents*.....	1 »	55	»
La *Saint-Louis*............	4 »	20	»
La *Nouvelle Pauline*........	2 »	65	»

(1) Par une nouvelle disposition, cette source a aujourd'hui son écoulement horizontal.

TABLEAU DU DÉBIT DES SOURCES.

NOMS.	DATE du MESURAGE.	DURÉE de L'OPÉRATION	QUANTITÉ D'EAU PRODUITE	
			TOTALE.	PAR 1'.
Marquise......	24 sept. 1866	20' 10"	5 litres.	0l. 2478
Souveraine	22 »	24 heures.	6,149 »	4. 26
Chloé........	20 »	5 minutes.	7 »	1. 40
Pauline	3 avril 1867	2 »	8.90	4. 45
Nouvelle Pauline.	24 mars »	2 »	5.30	2. 65
Des Convalescents	3 avril »	2 »	3.10	1. 55
Saint-Louis....	6 » »	2 »	8.40	4. 20
Constantine....	24 mars »	2 »	10.60	5. 30

IV

Examen physique des Eaux minérales.

Pour cet examen, nous suivrons le classement que nous a fourni l'analyse chimique en quatre groupes distinctifs :

1° Les Eaux bi-carbonatées, sodiques, fortes;
2° Les Eaux bi-carbonatées, sodiques moyennes;
3° Les Eaux bi-carbonatées ferrugineuses;
4° Les Eaux sulfo-arsenicales ferrugineuses.

Dans la première catégorie se trouvent les sources *Marquise*, *Constantine*, *Souveraine*, *Chloé*.

Apparence. — Ces Eaux sont fortement chargées d'acide carbonique; une proportion considérable se dégage lorsqu'on reçoit l'eau dans un vase, ce qui leur donne l'aspect bouillonnant.

Quand le repos est établi, elles sont parfaitement limpides et incolores. L'eau est encore saturée d'acide carbonique, car on peut en faire dégager en agitant le vase, et ce à plusieurs reprises, ou en y plongeant un corps herissé de pointes ou d'aspérités.

Odeur. — L'acide carbonique se reconnaît facilement à l'odeur caractéristique qu'il communique à l'eau et au picotement de la muqueuse nasale. Dupasquier et d'autres prétendent y reconnaître, en outre, l'odeur des matières bitumineuses. Bien que nous ayons constaté la présence de matières organiques, nous n'avons pas trouvé une sensation appréciable à l'odorat.

Voici d'ailleurs ce que dit à ce sujet Dupasquier, à propos de la *Chloé,* dans son mémoire de 1845 :

« Dans l'état de repos et lorsqu'elle est limpide, cette eau ne manifeste qu'une odeur à peine sensible; mais quand on l'agite avec force dans un verre rempli à moitié et bouché par l'application de la main, et qu'on respire ensuite le gaz qui s'est dégagé, on perçoit, indépendamment du picotement de la muqueuse nasale produit par le contact de l'acide carbonique, une odeur bitumineuse très-prononcée. Cette odeur diminue par le repos et finit par devenir insensible. Mais de nouvelles agitations peuvent la faire successivement reparaître un assez grand nombre de fois.

« Quand on agite l'eau de la manière qui vient d'être indiquée, la main qui recouvre le verre éprouve l'action d'une force répulsive assez énergique, et, dans ce cas, si l'on soulève un peu la main ainsi appliquée sur le verre, le gaz comprimé s'échappe avec force, en produisant une sorte de sifflement. Cette expérience peut être recommencée sept ou huit fois de suite avec la même eau; elle produit les mêmes effets à chaque agitation nouvelle, seulement ils diminuent graduellement d'intensité, ce qui annonce une diminution progressive dans la quantité du gaz dégagé.

« Quand cette eau minérale a été ainsi agitée trois ou quatre fois et qu'elle a perdu déjà une assez forte proportion de son acide carbonique, si l'on applique la main sur le verre, l'eau dissout alors de nouveau une partie du gaz acide carbonique contenu dans la couche d'air qui la recouvre; il se forme, par conséquent, un vide intérieur, et la pression atmosphérique fait adhérer fortement les bords du verre à la main qui y était appliquée. Cette expérience peut être recommencée deux ou trois fois et donner lieu au même résultat. L'agitation, dans ce cas, fait dégager une partie du gaz qui était en solution, lequel se redissout ensuite quand le liquide revient à l'état de repos. »

Saveur. — Les eaux de ce premier groupe ont une saveur piquante et acidule très-prononcée et comparable à celle de l'eau gazeuse artificielle, mais plus piquante, l'arrière goût est très-alcalin, mais nous n'avons pas senti le goût particulier du fer qui se trouve masqué par les deux précédents.

Toucher. Impression sur la peau. — Ces eaux sont très-savonneuses au toucher. Elles produisent en même temps une sensation de fraîcheur très-prononcée qui tient non seulement à leur basse température, mais aussi au dégagement de l'acide carbonique qui se fait au contact de la peau.

Température. — Pour mesurer la température, nous avons placé des thermomètres dans le vase récepteur de l'eau ou dans les ajutages d'écoulement.

Nos thermomètres avaient été vérifiés préalablement. Nous avons trouvé :

pour la	*Chloé*	15° 4
	Souveraine ..	15° 6
	Marquise....	17° 6
	Constantine..	15° 4

La température ambiante étant de 20 à 22°.

Cette température ne paraît pas avoir des variations sensibles. Elle est un peu plus élevée que celle indiquée par M. Dupasquier, qui avait trouvé en 1845, pour la *Chloé*, 14° cent. seulement, la température ambiante étant également de 22°.

Le deuxième *groupe* est représenté par la source *Pauline;* l'apparence, l'odeur et la saveur sont semblables à celles du précédent groupe. L'arrière-goût est moins alcalin et le toucher beaucoup moins onctueux. La température est de 15° 6.

Le troisième *groupe* est représenté par la source des *Convalescents.*

Son apparence est limpide et incolore, elle paraît moins saturée d'acide carbonique que les précédentes. Laissée à l'air libre dans un verre, elle ne tarde pas à laisser déposer un précipité ocreux très-prononcé, au fur et à mesure que l'acide carbonique se sépare et que l'air agit concurremment.

Elle n'a qu'une faible odeur d'acide carbonique ; la saveur en est peu acide, mais très-ferrugineuse et alcaline. Elle paraît au toucher moins froide et moins onctueuse que les eaux du premier groupe.

Cette eau semble être une transition entre les sources carbonatées sodiques et les sources sulfatées ferrugineuses et arsenicales qui constituent le quatrième *groupe.* Ce dernier est représenté par la source *Saint-Louis.*

L'eau en est limpide et incolore, elle reste ainsi fort longtemps; le transport ne l'altère pas quand on a soin de bien boucher les bouteilles.

Elle est légèrement acidule, très-atramantaire, mais non désagréable au goût, et elle n'exhale aucune odeur.

La température des eaux des trois derniers groupes est aussi constante que celle du premier; nous l'avons trouvée de 15° 4 à 15° 6.

L'eau du quatrième groupe ne renfermant que des traces d'acide carbonique paraît moins froide au toucher.

V

Examen physique et chimique des gaz dégagés aux Sources.

Les sources des premier et deuxième groupes dégagent de fortes proportions de gaz, celle du troisième groupe très-peu, et celle du quatrième *pas du tout*. Nous avons examiné sur place ces divers gaz.

Pour les recueillir, nous nous sommes servis du gazomètre de Regnault. Après l'avoir préalablement rempli de l'eau minérale, nous avons adapté à l'ajutage de la source un conduit en caoutchouc qui amenait eau et gaz à l'orifice inférieur du gazomètre; l'eau s'écoulait par son propre poids, tandis que le gaz occupait la partie supérieure du gazomètre. Lorsqu'il était plein de gaz, nous fermions l'orifice inférieur, et en renversant sur l'orifice supérieur une bouteille remplie préalablement d'eau minérale, et ouvrant le robinet, celle-ci prenait la place d'un égal volume de gaz qui se rendait dans la bouteille. Cette dernière était alors bouchée sous l'eau, et le gaz pouvait ainsi se transporter au laboratoire.

Nous avons pu, de cette manière, mesurer le débit des sources en gaz; mais malheureusement le captage de quelques-unes n'étant pas terminé, nous ne pouvons indiquer avec exactitude que le débit des sources *Chloé* et *Pauline*.

La *Chloé* a rempli le gazomètre en 1' 2", et il renfermait à cet état 20 litres de gaz à la pression atmosphérique.

Cela représente un débit d'environ 20 *litres par minute*.

La *Pauline*, dans les mêmes circonstances, nous a accusé un débit de gaz de 14 litres par minute. Les sources *Souveraine* et *Constantine* nous ont paru en débiter autant que les précédentes. La *Marquise* et la source des *Convalescents*, beaucoup moins, et enfin la *Saint-Louis* n'en donne pas un atome.

Ce gaz occupe la partie inférieure des galeries, et il possède l'odeur et le picotement particuliers à l'acide carbonique; mais nous n'avons pu discerner de façon positive l'odeur des matières bitumineuses, que M. A. Dupasquier avait signalée en 1845 pour la *Chloé*.

L'examen chimique nous a montré que ce gaz était entièrement soluble dans une dissolution de soude, et, traité par le peroxide de manganèse, il n'y a aucune absorption.

Ces deux expériences démontrent qu'il n'y a ni air, ni acide sulfureux, et que ce gaz est composé uniquement d'acide carbonique (1).

(1) Ne pourrait-on pas utiliser cet acide carbonique comme agent médical, ainsi qu'on le fait avec succès dans plusieurs Établissements thermaux, où il est employé en bains localisés sur divers organes et à l'aide d'appareils appropriés? Voyez l'ouvrage de M. Herpin de Metz.

VI

Analyse qualitative.

L'analyse qualitative d'une eau minérale a, non-seulement pour but de reconnaître les éléments qui minéralisent cette eau, mais encore la manière dont ils s'associent pour former des sels. Aussi avons-nous jugé utile de faire cette analyse à Vals même.

Les éléments minéralisateurs d'une eau naturelle n'étant pas des corps simples, mais bien des sels, c'est-à-dire des combinaisons de corps acides et de corps basiques, nous diviserons cette partie de notre travail en trois sections : 1° la recherche des bases ; 2° la recherche des acides ; 3° la recherche de l'état particulier des sels.

RECHERCHE DES BASES.

1° — SÉPARATION DES MÉTAUX DES 4me, 5me ET 6me SECTIONS *par l'hydrogène sulfuré.*

Le traitement par l'hydrogène sulfuré devant se faire sur des liquides légèrement acides, les eaux minérales naturellement saturées d'acide carbonique se trouvaient dans des conditions favorables.

Nous avons donc traité un litre de chaque source, aussitôt après le puisement, par un courant d'hydrogène sulfuré, l'eau minérale étant maintenue froide.

Nous avons obtenu l'hydrogène sulfuré par la décomposition du sulfure d'antimoine pur par l'acide chlorhydrique. La décomposition se faisait dans un ballon de verre, et le gaz était reçu préalablement dans un flacon laveur avant d'être conduit dans l'eau minérale.

Nous avons ainsi soumis à ce courant de gaz un litre de chacune des sources, et aucune d'elle *n'a donné de précipité.*

Nous en avons conclu que, aucune des sources des quatre groupes, ne retenait d'oxide métallique correspondant aux métaux des 4me, 5me et 6me sections de la classification de Regnault, ni du cadmium qui fait partie de la 3me section.

2° — SÉPARATION DES MÉTAUX DE LA 3me SECTION *par l'hydrosulfate d'ammoniaque.*

Nous avons ensuite traité un décilitre de chacune des sources par l'hydrosulfate d'ammoniaque. Les eaux des premier et second groupe n'ont donné qu'une coloration vert foncé sans précipité, même après plusieurs heures de repos, tandis que celles des troisième et quatrième groupes ont donné immédiatement un précipité noir important. Nous en avons conclu que les premier et deuxième groupes ne renfermaient que de faibles quantités des oxides métalliques de la 3me section, et qu'au contraire les troisième et quatrième en renfermaient notablement.

3° — SÉPARATION DU MANGANÈSE, DU FER, DU CHRÔME, DU VANADIUM, DU NICKEL, DU COBALT, DU ZINC ET DE L'URANIUM *par l'ammoniaque.*

Les eaux des premiers et deuxième groupes n'indiquant que des traces des métaux de la 3me section, nous avons restreint nos recherches à celles du fer et du manganèse par des réactifs particuliers dont il sera question tout à l'heure.

Pour les deux autres sections, au contraire, nous avons repris 5 litres de chaque source, nous avons traité par l'ammoniaque en grand excès, en laissant en digestion pendant 48 heures.

Les sources des *Convalescents* et *Saint-Louis* nous ont donné ainsi un précipité sensible, floconneux et très-ocreux, indiquant sensiblement le fer et l'alumine, et retenant le manganèse et le chrôme, tandis que les autres métaux de la même section sont restés en dissolution.

Nous avons filtré puis traité la dissolution par le sulfhydrate d'ammoniaque. *Aucun précipité* ne s'est formé, même en concentrant les dissolutions, d'où nous avons conclu que ces deux sources *Convalescents* et *Saint-Louis* ne renferment ni *vanadium,* ni *nickel,* ni *cobalt*, ni *zinc,* ni *uranium.*

Le précipité a été séché, puis porphyrisé et fondu avec de la potasse caustique au creuset d'argent. Une coloration verte très-prononcée nous a indiqué la présence du *manganèse,* et cela dans chacune des deux sources. Le produit a été repris par l'eau, et filtré. L'oxide de fer est resté sur le filtre, tandis que la dissolution devait renfermer les manganates, chromates et aluminates de potasse.

En traitant cette dissolution par l'acide chlorhydrique pur, puis par l'ammoniaque, en présence d'un grand excès de sels ammoniacaux, nous devions de nouveau précipiter l'alumine et l'oxide de chrôme ; le manganèse es resté en dissolution.

Le précipité obtenu est blanc, légérement opalin ; il est filtré, séché et examiné au chalumeau. Cet examen ne constate que la présence de l'alumine et non celle d'un oxide de chrôme.

Lessources *Saint-Louis* et des *Convalescents* ne renferment donc que du *manganèse* et du *fer*, parmi les métaux de la 3me section.

Les sources des premier et deuxième groupes nous ont fourni les mêmes indications, en quantité beaucoup plus faible, avec des réactifs spéciaux et plus sensibles.

4° — Constatation de la présence du fer par divers réactifs dans les 1er et 2me groupes

par l'acide tannique.

L'acide tannique colore l'eau minérale en rose, d'abord, puis cette coloration s'accentue de plus en plus, et au bout de quelques minutes elle est rouge intense, et l'eau conserve sa limpidité.

Par l'acide pyro-gallique.

L'acide pyro-gallique fait passer l'eau minérale du violet tendre au violet le plus foncé.

Par le prussiate jaune.

Le cyanure de potassium et de fer ne produit d'abord aucune coloration, mais au bout de quelques instants une teinte bleue légère se produit, et après quelques heures de repos, on remarque au fond du verre un léger précipité bleu.

Par le chlorure d'or.

Le chlorure d'or ne produit pas de réaction au commencement, mais après quelques jours de repos on peut apercevoir un très-léger précipité brun sur les parois du verre.

Ces réactions sont suffisantes pour affirmer la présence du fer dans les eaux minérales des premier et deuxième groupes.

Constatation du manganèse dans les mêmes groupes.

Les précipités d'oxides de fer obtenus dans les analyses quantitatives ayant été fondus avec de la potasse, nous avons remarqué pour toutes ces sources la coloration verte particulière due à la formation du manganate de potasse.

En résumé les sources des premier et deuxième groupes ne renferment que peu de fer; celles des troisième et quatrième beaucoup, et toutes, des traces de manganèse.

En remontant la série des métaux, nous arrivons à la recherche des métaux terreux, alcalino-terreux, et alcalins qui ne précipitent ni par l'hydrogène sulfuré ni par l'hydrosulfate d'ammoniaque.

5° — SÉPARATION DES MÉTAUX DE LA 2me SECTION.

Parmi les métaux terreux, nous n'avons pas recherché le *thorium*, l'*yttrium*, l'*erbium*, le *terbium*, le *cérium*, le *lanthane*, le *didyme*, qui sont des métaux fort rares et n'existant que dans quelques minéraux cristallisés. Nous nous sommes appliqués seulement à la constatation du *magnésium* et de *l'aluminium*, ainsi que de la *glucine* qui accompagnent quelquefois les matières alumineuses, et du *zirconium*, dont le voisinage des basaltes et leur corrélation avec les sources pouvaient nous faire soupçonner la présence.

1° *Magnésium.* — La présence de l'oxide de magnésium ou magnésie se constate facilement dans le cours de l'analyse quantitative.

Après avoir précipité, par des procédés que nous décrirons plus loin, le fer, l'alumine et la chaux, on reconnaît la présence de la magnésie en ajoutant à la liqueur un sel ammoniacal, s'il n'en existe pas, puis du phosphate d'ammoniaque. Au bout de quelques heures, il s'est formé sur les parois du ballon des cristaux de phosphate ammoniaco-magnésien.

C'est ainsi que nous avons pu constater la présence de la magnésie dans les eaux minérales des quatre groupes.

3° *Aluminium.* — L'acide d'aluminium ou alumine est en notable quantité dans les eaux de Vals. On en reconnaît la présence facilement en traitant d'abord l'eau minérale par l'acide chlorhydrique pur : faisant bouillir pour chasser l'acide carbonique, ajoutant un sel ammoniacal, puis de l'ammoniaque pure en excès, on précipite ainsi : l'*alumine,* la *glucyne* et la *zircone,* et la magnésie reste en dissolution.

4° *Zirconium.* — Le précipité est filtré, puis traité par l'hydrate de potasse qui dissout l'alumine et la glucyne, tandis que la zircone reste précipitée avec la petite quantité d'oxide de fer.

La zircone est séparée de l'oxide de fer en dissolvant le précipité dans l'acide chlorhydrique et précipitant le fer par le sulfhydrate d'ammoniaque.

Sa liqueur, après filtration, ne contient plus que le chlorure de zircone.

Cette dernière liqueur ne précipitant plus par la potasse ou l'ammoniaque, nous en avons conclu l'absence de la zircone ; mais il faut ajouter que ce procédé de séparation nécessitant un assez grand nombre d'opérations, il peut bien ne pas fournir toujours des indications très-précises sur des quantités aussi minimes que celles sur lesquelles nous agissons.

5° *Glucinium.* — Je viens de dire que l'alumine et la glucine étaient dissoutes dans l'hydrate de potasse. En traitant cette dissolution par l'acide chlorhydrique, puis par l'ammoniaque, on précipite de nouveau ces deux substances ; mais en ajoutant du carbonate d'ammoniaque en excès, la glucine seule se redissout, et en filtrant on sépare l'alumine.

En portant la liqueur à l'ébullition, on sépare du carbonate de glucine insoluble. Le résultat que nous avons obtenu a été encore négatif. Parmi les métaux terreux, nous avons donc à signaler la présence de la *magnésie* et de l'*alumine* et l'absence probable de la *glucine* et de la *zircone*.

6° — RECHERCHE DES BASES ALCALINO-TERREUSES.

Ces bases sont au nombre de trois : la *baryte*, la *strontiane* et la *chaux*.

1° *Baryte et Strontiane*. — Les sulfates des deux premieres étant insolubles dans l'eau, même en présence de l'acide carbonique, il était présumable que nous ne les trouverions pas, puisque, comme on le verra plus loin, les eaux renferment de l'acide sulfurique qui les précipiterait. Nous avons néanmoins vérifié qu'on n'obtient aucun précipité en chassant l'acide carbonique par l'acide azotique, et en ajoutant ensuite de l'acide sulfurique et de l'alcool pour donner plus d'insolubilité au sulfate de strontiane. Il n'y a donc ni *baryte*, ni *strontiane*.

2° *Chaux*. — Pour reconnaître la chaux, il suffit, après avoir filtré le précipité obtenu par l'ammoniaque, d'ajouter de l'oxalate d'ammoniaque qui précipite cette base à l'état d'oxalate de chaux.

Nous avons, d'ailleurs, constaté un abondant précipité d'oxalate de *chaux* dans l'eau de chacune des sources, quel que soit le groupe auquel elles appartiennent.

7° — RECHERCHE DES BASES ALCALINES.

La matière alcaline est affirmée dans les eaux minérales par les réactifs suivants :

1° *Sirop de Violette*. — En ajoutant à l'eau minérale une petite quantité de sirop de violette, le liquide se colore en *bleu*, mais passe au *vert* au fur et à mesure que l'excès d'acide carbonique se dégage.

Cette réaction se passe rapidement pour les eaux des premier, deuxième et troisième groupes ; quant à celle du dernier groupe, sa coloration ne change pas sensiblement de ton, mais au bout de quelques heures il y a *décoloration complète.*

Ces faits indiquent une grande alcalinité dans les eaux des trois premiers groupes, et de l'acidité dans le quatrième. La décoloration éprouvée dans ce dernier nous fait présumer d'ores et déjà la présence d'un acide particulier, ou chloreux, ou sulfureux, ce que nous déterminerons plus tard.

Teinture de Tournesol. — La teinture de tournesol est rougie à la manière des acides faibles, mais elle devient bleu foncé au fur et à mesure du dégagement d'acide carbonique, dans les groupes 1, 2 et 3 ; le quatrième, au contraire, donne à cette teinture, et immédiatement, une couleur rose vif persistante.

Ces faits corroborent ceux produits par le sirop de violette.

Teinture de bois d'Inde, de Curcuma. — Les teintures de bois d'Inde et de curcuma ont confirmé ces résultats.

Les sources des trois premiers groupes, bien que renfermant de l'acide carbonique, sont donc néanmoins alcalines, tandis que celle du quatrième groupe, la *Saint-Louis*, est *acide.*

La nature des oxides alcalins que contiennent les eaux se reconnaît dans l'analyse quantitative, sans rien modifier de sa marche ; cependant nous avons constaté les faits suivants :

Soude. — L'antimoniate de potasse produit un dépôt nuageux assez abondant dans l'eau minérale des trois premiers groupes, et rien dans le quatrième.

Potasse. — L'acide perchlorique ne produit aucun précipité ni dans l'un ni dans l'autre. Nous en avons conclu la présence d'une forte proportion de *soude* dans les trois premiers groupes et absence dans le quatrième ; absence ou faible quantité de potasse. Nous verrons plus tard que l'analyse quantitative nous a fourni de la potasse par un procédé plus précis, en la séparant de la soude par le chlorure de platine ; et puis le perchlorate ou oxychlorate de soude dissous dans l'alcool n'opère la formation du sel de potasse insoluble que dans des liqueurs concentrées préalablement.

Lithine. — La lithine n'a pas été reconnue sur place, mais à l'analyse quantitative nous avons constaté qu'une partie des chlorures alcalins était soluble dans un mélange d'alcool et d'éther, et que cette partie soluble communiquait à la flamme de l'alcool la couleur rouge caractéristique des sels de lithium. Nous avons reconnu aussi qu'après avoir additionné les eaux de soude *pure*, les avoir filtrées et concentrées au 1/5, filtrées de nouveau et y avoir ajouté du phosphate de soude, on obtient, après vingt-quatre heures, un précipité floconneux de phosphate sodico-lithique qui, au bout d'une semaine, était très-volumineux.

Les trois bases alcalines, *potasse*, *soude* et *lithine*, existent donc dans les eaux minérales soumises à notre inspection : en forte proportion dans le premier groupe, moins considérable dans le deuxième et le troisième, et enfin à peu près nulle dans le quatrième.

Voici donc en résumé les bases reconnues par l'analyse qualitative :

Potasse ;
Soude ;
Lithine ;
Chaux ;
Magnésie ;
Oxyde de Manganèse ;
» Fer ;
Alumine ;

et des doutes sur la présence de la glucine et de la zircone.

RECHERCHE DES ACIDES.

Pour la recherche des acides, nous ne pouvons procéder par élimination comme nous l'avons fait pour les bases. Il n'y a qu'une marche à suivre, celle de rechercher chacun des métalloïdes par les méthodes qui lui sont propres. C'est ce que nous avons fait, et pour ne pas étendre inutilement ce travail, nous ne parlerons que des acides que nous avons reconnus, ou bien de ceux dont l'absence est utile à constater pour la médecine.

1° *Acide carbonique.* — L'acide carbonique est le premier qui se présente à notre appréciation, puisque nous l'avons déjà reconnu dans l'examen physique des eaux. Ce gaz existe dans l'eau minérale à deux états : *libre ou combiné.*

La présence de l'acide carbonique libre n'est pas douteuse, puisque nous l'avons reconnu dans les gaz qui s'échappent en abondance des sources des deux premiers groupes. On le remarque dans l'eau minérale en additionnant celle-ci de teinture de tournesol. La couleur devient rose d'abord et repasse au bleu au fur et à mesure du départ de l'acide carbonique libre.

On reconnaît ainsi que c'est un gaz acide qui se dégage facilement par l'agitation. On reconnaît ensuite que c'est de l'acide carbonique par le procédé que nous avons décrit pour l'examen physique et chimique des gaz.

Pour reconnaître qu'il y a en outre de l'acide carbonique combiné, nous avons fait bouillir de l'eau minérale, afin d'en chasser la totalité de l'acide carbonique tenu en simple dissolution et celui constituant les bi-carbonates. Il s'est formé un dépôt blanc, légèrement ocreux que nous avons filtré.

En traitant ce dépôt par l'acide chlorhydrique, il s'est dissous presque en totalité rapidement avec un vif dégagement de gaz, que nous avons reconnu être de l'acide carbonique.

Ce dépôt était donc composé de carbonates insolubles dans l'eau privée d'acide carbonique.

En ajoutant à la liqueur filtrée, de l'acide chlorhydrique, il s'est aussi produit immédiatement un vif dégagement de gaz que nous avons reconnu de même pour être de l'acide carbonique ; la liqueur est restée limpide et incolore.

Cette liqueur renfermait donc des carbonates solubles.

En procédant de cette manière sur les eaux de chacune des sources, nous avons reconnu que les eaux du premier groupe renfermaient une forte proportion d'acide libre et d'acide combiné ; que celles du deuxième renfermaient autant d'acide libre et beaucoup moins d'acide combiné ; que celles du troisième renfermaient peu de l'un et de l'autre, et qu'enfin celles du quatrième groupe ne renfermaient que des *traces à peine sensibles d'acide libre et d'acide combiné.*

2° *Acide Sulfurique.* — Pour reconnaître la présence de l'acide sulfurique, nous avons traité une petite portion d'eau minérale par l'acide azotique pur ; nous avons fait bouillir afin de chasser complétement l'acide carbonique, puis nous avons ajouté du chlorure de baryum, lequel nous a donné un précipité blanc insoluble dans un excès d'acide azotique, qui était bien du sulfate de baryte.

Ce précipité a été très-sensible dans le premier groupe ; peu sensible dans les deuxième et troisième groupes, et très-considérable dans le quatrième. Les quatre groupes renferment donc de l'acide sulfurique en plus ou moins grande quantité.

L'acide sulfurique est combiné aux bases dans les quatre groupes ; mais nous avons reconnu que le 4e renfermait en outre de l'*acide sulfurique libre.*

Nous avons constaté ce fait par le procédé suivant :

Nous avons agité l'eau minérale avec une solution de *quinine pure* dans l'éther sulfurique. Aucun trouble ni précipité n'a lieu, mais on voit bientôt des plaques blanches se former au contact de l'eau et de l'éther. Ces plaques cristallisées sont du sulfate de quinine produit. De plus, le liquide, très-amer au goût, *n'a plus, comme avant, la réaction acide sur le tournesol.*

Ces deux phénomènes indiquent bien la présence de l'*acide sulfurique libre.*

L'analyse quantitative nous a d'ailleurs confirmé ce fait ; car, après avoir posé les combinaisons possibles de bases et d'acide sulfurique, suivant la règle des équivalents chimiques, nous avons reconnu qu'il existait une portion de cet acide en excès sur les combinaisons.

3° *Acide sulfureux.* — L'acide sulfureux étant chassé de ses combinaisons par tous les acides minéraux, même par l'acide carbonique, nous ne devions le rechercher qu'à l'état libre dissous dans l'eau minérale. Nous avons fait bouillir l'eau minérale, en recueillant les gaz sous une éprouvette, et nous avons examiné ces gaz comme suit :

Nous avons introduit dans l'éprouvette une baguette de verre enduite d'empois et roulée dans du peroxide de manganèse en poudre.

Nous avons fait aussi la même opération, en employant le borax et l'acide plombique.

Nous n'avons remarqué aucune absorption de gaz pour les trois premiers groupes.

Le quatrième groupe nous a fourni du gaz qui se réduisait de 3 °/₀ de son volume. Seul il contient donc de l'*acide sulfureux.*

4° *Acide Chlorhydrique.* — Pour reconnaître l'acide chlorhydrique, nous avons fait bouillir l'eau minérale avec de l'acide azotique parfaitement pur, puis nous avon ajouté quelques gouttes d'une dissolution d'azotate d'argent.

Les eaux des trois premiers groupes ont présenté immédiatement un précipité sensible, caillebotteux de chlorure d'argent, insoluble dans l'acide azotique, mais soluble dans l'ammoniaque.

Le quatrième groupe n'a produit qu'un trouble à peine sensible, insuffisant même pour détruire la transparence du liquide.

5° *Acide Phosphorique.* — Pour reconnaître la présence de l'acide phosphorique, nous avons concentré quatre à cinq litres d'eau minérale sous le volume d'un litre, nous avons précipité les métaux et les terres alcalines et filtré les eaux de manière que la liqueur ne contenait plus que les alcalis et les acides,

Nous avons ensuite recherché l'acide phosphorique par deux méthodes.

1° Nous avons acidifié la liqueur par l'acide azotique et chauffé à près de 100°, puis nous l'avons traitée par un petit excès d'azotate de bismuth et d'azotate d'urane, nous avons obtenu un léger précipité de phosphate de bismuth dans les quatre groupes d'eaux minérales.

2° Après avoir acidifié la liqueur par l'acide chlorhydrique, on ajoute un petit excès de sulfate double de magnésie et d'ammoniaque, et on sature l'acide par l'ammoniaque. Il se forme un précipité de phosphate double de magnésie et d'ammoniaque, à peine sensible pour les quatre groupes.

Ces eaux ne contiennent donc que des *traces d'acide phosphorique.*

6° *Silice.* — On reconnaît facilement la présence de l'acide silicique ou silice dans les eaux minérales. Il suffit de les évaporer à sec en présence de l'acide azotique;

de reprendre ensuite les sels d'abord par quelques gouttes d'acide, puis par l'eau distillée. La partie insoluble est de la *silice*.

7° *Acide Arsénieux*. — Ce corps étant difficile à apprécier et sa présence étant excessivement importante à signaler, nous donnons les deux méthodes que nous avons employées : la première par M. O. Henry, sur l'eau expédiée à son laboratoire; la seconde par M. Lavigne, sur place.

Première méthode. On a pris deux litres d'eau minérale et l'on y a ajouté assez d'ammoniaque pour que la liqueur fût tout à fait neutre; alors on a mis de l'azotate d'argent en léger excès; bientôt il s'est fait un trouble rougeâtre d'une teinte briquetée fort légère qui, réuni, recueilli et lavé, fut mis à bouillir avec de l'acide azotique pur. On en isola un peu de chlorure insoluble, et le liquide jauni par du fer dissous, fut sursaturé par l'ammoniaque pure filtrée, puis évaporé de nouveau avec de l'acide azotique et jusqu'à siccité.

Dissous alors avec de l'acide sulfurique, d'une part, il donna, dans un appareil de Marsh, marchant à blanc, des taches miroitantes non douteuses d'arsenic pour les eaux du quatrième groupe, et, d'autre part, avec l'azotate d'argent, *tout étant neutre au papier*, un précipité rouge briqueté d'arseniate d'argent, également pour le même groupe. Les trois premiers groupes n'ont fourni aucune indication de ce genre.

Deuxième méthode. On a pris à la source 10 litres d'eau; on a ajouté un peu d'azotate de peroxide de fer, on a concentré les eaux, puis précipité par l'ammoniaque pure.

Le précipité, bien lavé, est redissous par l'acide sulfurique et mis dans un appareil de Marsh marchant à blanc.

Les trois premiers groupes n'ont fourni aucune indication, mais le quatrième a donné des taches nombreuses arsenicales par la combustion de l'hydrogène arsénié. Pour pouvoir doser cet acide, il faudra reprendre une opération sur 50 litres au moins.

8° *Acide Iodhydrique.* — La présence de l'iode se reconnaît assez facilement. Après avoir concentré 5 litres d'eau sous le volume d'un demi-litre, on filtre et on y ajoute une dissolution d'empois d'amidon, puis de l'acide azotique également très-étendu. S'il y a de l'iode, il est mis en liberté et il colore de suite l'empois d'amidon du rose pâle au bleu plus ou moins foncé, suivant la quantité contenue de ce corps. Les eaux du premier groupe nous ont donné des indications positives de la présence de ce corps. Celles des deuxième et troisième groupes n'ont rien indiqué, et celles du quatrième des indices à peine sensibles, même douteux.

9° *Acides Azotique, Borique, Fluorhydrique, Bromhydrique, Sulphydrique.* — Nous avons recherché la présence des acides azotique, borique, fluorhydrique, bromhydrique et sulfhydrique. Nous n'avons reconnu la présence d'aucun de ces corps ; aussi, nous croyons inutile de décrire les méthodes que nous avons suivies.

10° *Matières organiques.* — La présence des matières organiques est excessivement difficile à constater.

Nous avons évaporé dans le vide une certaine quantité d'eau de chacune des sources, après y avoir ajouté de l'acide sulfurique en quantité un peu plus que nécessaire pour le déplacement de tout l'acide carbonique.

Cette opération doit être conduite avec lenteur, et nous avons obtenu, presque toujours, des sels légèrement colorés. Mais ce résultat n'a jamais été identique pour une même source.

Tout en constatant la présence des matières organiques, nous devons dire que les indices ne sont ni très-constants, ni très-positifs.

Après avoir reconnu les divers corps que renferment les eaux, il nous reste à mentionner quelques opérations qui ont eu pour but de nous fixer sur l'état de ces corps et sur leurs combinaisons primitives dans les eaux qui nous occupent.

3° — OPÉRATIONS AYANT POUR BUT DE RECONNAÎTRE L'ÉTAT PARTICULIER DES CORPS ET LEURS COMBINAISONS DANS LES TROIS PREMIERS GROUPES.

1° *Bi-carbonates alcalins.*— La grande affinité de l'acide carboniqué pour les bases alcalines devait faire supposer qu'en présence d'un grand excès d'acide, il y aurait formation de *bi-carbonates alcalins.* Ces prévisions sont exactes et on les vérifie comme suit :

En traitant les eaux minérales par une dissolution de sulfate de cuivre, on obtient un précipité bleu, soluble dans l'acide azotique. Avec les sulfates de zinc ou de cadmium et le chlorure de calcium, on obtient des précipités blancs, également solubles dans l'acide azotiqué. Ces réactions indiquent la présence des carbonates alcalins.

On reconnaît ensuite que ce sont des *bi-carbonates* en ce que le sulfate de magnésie ne donne aucun précipité. On le reconnaît aussi par la concentration des eaux qui donne des cristaux de bi-carbonate de soude ou de sesqui-carbonate.

Ces réactions sont successivement sensibles dans les eaux du premier groupe et beaucoup moins dans celles des deuxième et troisième.

2° *Bi-carbonate de Chaux et Magnésie.* — Le carbonate de chaux étant insoluble dans l'eau pure, et se transformant facilement en bi-carbonate soluble, en présence de l'acide carbonique, on comprend que ce dernier corps existe dans les eaux minérales carboniques. La même observation s'applique à la magnésie.

3° *Sulfates et Chlorures alcalins.*— Les analyses qualitatives des trois premiers groupes, nous ayant fait reconnaître que les acides sulfuriques et chlorhydriques étaient combinés, on admet que ces acides forts sont combinés aux bases fortes, c'est-à-dire aux bases alcalines pour former des sulfates et des chlorures alcalins.

4° *Carbonate de protoxide de Fer.* — Le fer, à l'état de protoxide, se combine facilement avec un équivalent d'acide carbonique pour former un carbonate ferreux, soluble dans l'eau chargée d'acide carbonique ; nous avons recherché d'abord l'état de fer, et nous avons en effet reconnu que ce métal était en entier à l'état de protoxide et par conséquent de *carbonate de protoxide*, de la manière suivante :

Quand nous avons traité les eaux minérales par le cyano-ferrure de potassium (ou prussiate jaune), nous n'avons obtenu de précipité qu'au bout d'un certain temps ; mais si nous les traitons au contraire par le cyano-ferride (ou prussiate rouge), nous obtenons un précipité bleu immédiat.

Le permanganate de potasse en dissolution étendue est décoloré en le versant goutte à goutte dans l'eau minérale, et transforme le protoxide de fer en peroxide.

Le succinate d'ammoniaque ne produit aucun précipité, tandis que, s'il y avait du fer peroxidé, on aurait un précipité brun.

Nous constatons donc l'existence du *carbonate de protoxide de fer* dans les eaux des trois premiers groupes et pas de peroxide. Nous croyons aussi que c'est par erreur que M. Dupasquier a signalé le *bi*-carbonate de fer, car ce sel n'est pas encore connu.

5° *Carbonate de protoxide de Manganèse.* — La quantité de manganèse contenue dans les eaux n'est pas suffisante pour pouvoir faire des recherches positives sur l'état du manganèse; mais, ce corps ayant dans ses combinaisons des points de contact nombreux avec le fer, nous avons admis par analogie la présence du *carbonate de protoxide de manganèse.*

6° *Silicate d'Alumine, de Potasse et de Soude.* — En traitant les eaux minérales par l'acide azotique et évaporant à siccité, on remarquera que, un peu avant la fin de l'opération, la silice est gélatineuse et non en *paillettes feuilletées;* ce phénomène indique que la silice n'est pas seulement en dissolution simple dans l'eau minérale, mais qu'elle est combinée.

L'alumine étant insoluble par elle-même, et le carbonate d'alumine étant inconnu, nous supposions dans nos travaux des années dernières que l'alumine acquerrait la solubilité, soit en se combinant avec la potasse ou la soude pour former un aluminate de potasse, sel soluble connu, ou bien qu'il se formait un carbonate double d'alumine et de potasse également soluble.

Cependant, ni l'une ni l'autre de ces combinaisons ne nous satisfaisait; car, après avoir fait bouillir l'eau minérale, nous ne retrouvions plus l'alumine dans la dissolution. Elle était entièrement précipitée.

Les récents travaux de M. Daubrée sur la solubilité du feld-spath dans l'eau saturée d'acide carbonique, viennent éclairer la question, et nous pouvons admettre la solubilité du silicate triple ou quadruple dans l'eau minérale, silicate qui proviendrait de la décomposition du feld-spath qui forme un des éléments du gneiss de Vals (1).

(1) L'acide carbonique, quoique très-peu énergique, est un dissolvant puissant, et il est possible qu'il agisse là de cette manière. Dans des recherches sur l'eau de Neyrac (Ardèche), j'ai pu, artificiellement, dissoudre par lui des hydrates de titane, de molybdène, de tangstène, de zircone et d'yttria. O. H.

Résumé.

De ces considérations, il résulte que les eaux des trois premiers groupes contiennent comme éléments minéralisateurs :

Un silicate multiple d'alumine et alcalis.
Un carbonate de protoxide de fer.
— — de manganèse.
Des bi-carbonates de potasse.
— de soude.
— de lithine.
— de chaux.
— de magnésie.
Des chlorures alcalins.
Des sulfates —
Des phosphates —
Des iodures —
De l'acide carbonique libre.
Des matières organiques.

4° ÉTAT PARTICULIER DES CORPS ET DE LEURS COMBINAISONS DANS LE QUATRIÈME GROUPE.

1° *Silicate multiple de Fer, de Manganèse, d'Alumine, de Chaux et de Soude.*—Les mêmes considérations que celles qui précèdent, nous ont fait admettre l'existence d'un silicate multiple en dissolution.

2° *Sulfates alcalins de Chaux, de Magnésie.*—L'absence presque totale de l'acide chlorhydrique et de l'acide carbonique, ainsi que l'excès d'acide sulfurique reconnu libre, nous indiquent que ces bases sont à l'état de sulfates alcalins et alcalino-terreux.

3° *Sulfate de protoxide et de sexquioxide de Fer.*—L'examen du fer par les procédés décrits précédemment, nous a fait reconnaître qu'une partie était à l'état de protoxide et qu'une autre, plus minime, se trouvait à l'état de peroxide; l'analyse quantitative nous a d'ailleurs fait reconnaître la quantité de chacun d'eux.

Cette source renferme donc une forte proportion de sulfate de protoxide de fer et une autre beaucoup moins considérable de sulfate de sexquioxide.

4° *Carbonates et Acide carbonique.* — Nous avons constaté également qu'il n'y avait pas de carbonates, mais seulement des traces d'acide carbonique libre en dissolution dans l'eau.

5° *Acide Sulfureux.* — L'acide sulfureux s'est trouvé à l'état de gaz dissous dans l'eau (1).

6° *Arséniates ou Arsénites.* — Il nous a été impossible de vérifier si l'arsénic se trouvait à l'état d'arséniate ou d'arsénite.

VII

Analyse quantitative.

Les éléments minéralisateurs des eaux minérales étant reconnus, il nous reste à décrire les procédés que nous avons employés pour les doser quantitativement.

Le transport des eaux minérales pouvant altérer certaines combinaisons, nous avons dû faire nos premiers dosages sur place.

(1) Cet acide doit se relier à des formations volcaniques anciennes et de pyrites en décomposition, comme cela a lieu à Crausac (Aveyron).

1° Analyse quantitative sur place.

Les corps que nous avons dosés sur place sont :

L'acide carbonique libre ou combiné ;
Le protoxide et le peroxide de fer ;
L'acide sulfureux.

1° *Acide Carbonique.* — Nous avons opéré le dosage de l'acide carbonique de la manière suivante : nous avons pris un demi-litre d'eau minérale dans un ballon, avec le moins d'agitation possible.

Nous avons soumis cette eau à l'ébullition en conduisant les gaz dans une dissolution de chlorure de baryum ammoniacale. L'ébullition était maintenue jusqu'à ce que le volume de l'eau fût réduit au quart.

La dissolution de chlorure de baryum était ensuite portée à l'ébullition, pour chasser l'excès d'ammoniaque, puis elle était filtrée.

Le précipité était redissous dans l'acide azotique pur, et la baryte était précipitée par l'acide sulfurique. Le précipité était filtré, lavé à l'eau distillée, séché et calciné suivant les méthodes en usage.

Du poids du sulfate de baryte, nous avons déduit celui du *carbonate* et enfin celui de l'*acide carbonique*. Ce poids devrait représenter l'*acide carbonique libre*, toutefois ce résultat n'est qu'approximatif, car une partie des bi-carbonates alcalins est décomposée par l'ébullition, mais on a toujours un point de comparaison pour les diverses sources.

Lorsque le volume d'eau minérale est réduit au quart, on change le ballon de chlorure de baryum, et l'on continue l'opération en ajoutant, par un tube de sûreté, à l'eau minérale, une dissolution étendue d'acide azotique.

Il se produit un nouveau dégagement d'acide carbonique qui est chassé de ses combinaisons. Cet acide est recueilli et dosé comme précédemment.

L'ensemble des deux poids obtenus représente la totalité de l'acide carbonique libre ou combiné; si donc on en retranche la quantité nécessaire à la formation des bi-carbonates, la différence représente le poids de l'*acide carbonique libre.*

2° *Protoxide de Fer et Peroxide de Fer.*—Pour doser le fer dans les eaux minérales, nous avons employé la méthode volumétrique par le permanganate de potasse.

Nous avons dissous 10 grammes de ce sel dans un litre d'eau distillée; puis, d'autre part, 1 gramme de fil de clavecin recuit dans l'acide sulfurique et un autre gramme dans l'acide chlorhydrique. Ces trois opérations sont effectuées à froid.

A la dissolution de fer dans l'acide sulfurique, j'ajoute goutte à goutte, au moyen d'une burette graduée, la dissolution de permanganate de potasse jusqu'au moment où la coloration rose persiste.

Il a fallu 6,75 centimètres cube de permanganate. Chaque *centimètre cube correspondait donc à* 0gr01480 *de fer.*

En agissant de même sur la dissolution chlorhydrique, il a fallu 69,5 centimètres cube, de sorte que chaque centimètre cube correspondait à 0gr01438 *de fer.*

Nous avons pris la moyenne, ou 0gr01459 pour le poids de fer correspondant à un centimètre cube, et, comme les eaux minérales ne renferment que de petites quantités de fer, nous avons ajouté à un volume de permanganate de potasse 19 volumes d'eau distillée, de sorte que chaque centimètre cube de cette dernière ne correspondait plus qu'à 0gr00073, autrement dit 73 centièmes de milligramme de fer.

Pour doser le fer dans l'eau minérale, nous avons traité un quart de litre de chaque source par l'acide sulfurique pur et concentré. Nous avons porté le tout à une température voisine de l'ébullition, afin de chasser l'acide carbonique aussi complétement que possible, nous avons laissé refroidir, puis traité par la liqueur permanganique titrée.

Chaque centimètre cube correspondant à 0.00073, nous avons déduit, pour chaque source, la quantité de fer qui se trouvait à l'état de protoxide; pour doser le fer qui se trouvait à l'état de peroxide nous avons repris une nouvelle quantité d'eau de chaque source, et, après avoir transformé en sulfates, nous avons fait bouillir avec quelques grains de monosulfure de sodium, en ayant soin de continuer l'ébullition jusqu'à ce que l'acide sulfureux soit chassé, puis nous avons traité par la liqueur titrée de permanganate.

Les trois premiers groupes nous ont fourni des résultats sensiblement identiques à ceux précédemment obtenus ; le quatrième nous a donné un résultat plus considérable.

La différence des deux résultats obtenus nous a indiqué la quantité de fer qui se trouvait à l'état de sexquioxide.

Bien que nous n'eussions pas à faire l'analyse des sources *Chloé* et *Marquise*, nous avons cependant effectué ces opérations sur ces deux sources, et nous avons trouvé :

Pour la *Chloé*, 0gr00255 par litre, au lieu de 0gr00735 indiqué par M. Dupasquier, en 1845.

Pour la *Marquise*, 0gr00202, au lieu de 0gr00525 trouvé par Berthier, en 1826.

3° *Acide Sulfureux.*— Nous avons vu que le quatrième groupe d'eau minérale renfermait de l'acide sulfureux en dissolution.

Pour le doser, nous avons ajouté à un demi-litre d'eau une petite quantité d'empois, puis nous avons ajouté, goutte à goutte, une dissolution d'iode titré jusqu'à ce que la liqueur se colore en bleu. Cette opération ne nous a fait reconnaître que des traces d'acide sulfureux, sans pouvoir en fixer la quantité d'une manière absolue.

Toutes les opérations qui précèdent, c'est-à-dire les

recherches qualitatives et les dosages de fer, d'acide carbonique et d'acide sulfureux, ont été faits par l'un de nous, M. Lavigne. Le surplus des analyses quantitatives a été fait séparément par nous deux, dans nos laboratoires respectifs, et ce n'est qu'après avoir contrôlé leurs résultats que ceux-ci ont été admis.

2° — Analyse quantitative aux laboratoires de Saint-Martin et Lieusaint.

4° *Silice.* — Nous avons traité deux à trois litres d'eau minérale par l'eau régale, en ayant soin de laver les bouteilles avec le même acide ; puis nous avons évaporé à sec dans une capsule de porcelaine.

Le résidu a été repris par quelques gouttes d'acide chlorhydrique, puis par l'eau bouillante.

Nous avons séparé le résidu insoluble par filtration. Il constitue *la silice.* Elle est gélatineuse avant l'évaporation à sec et devient ensuite grénue.

Le précipité a été séché, puis calciné au four de Coupelle avec les précautions ordinaires.

5° *Alumine, Fer et Manganèse.* — La liqueur-mère a été traitée par l'ammoniaque qui a donné un léger précipité gélatineux et fort peu ocreux.

Après avoir porté la liqueur à l'ébullition pour chasser l'excès d'ammoniaque, le précipité a été recueilli sur un filtre et séché à l'étuve.

Il contient l'alumine, le fer et le manganèse à l'état de sexquioxide.

Les deux premiers groupes d'eaux minérales ne donnant que des indices très-légers de la présence du manganèse, nous n'avons pas cherché à le doser.

D'autre part, le fer ayant été évalué directement aux sources par la méthode volumétrique, nous en avons déduit l'alumine par différence.

Les eaux des troisième et quatrième groupes renfermant une plus forte proportion d'alumine de fer et manganèse, nous les avons séparés.

Après avoir calciné au rouge vif et pesé le précipité, nous l'avons porphyrisé et pesé de nouveau : puis nous l'avons soumis au rouge à l'action d'un courant d'hydrogène sec dans une nacelle de platine.

Pour cette opération, les peroxides de fer et de manganèse sont réduits à l'état de fer et de manganèse.

On redissout le précipité dans l'acide chlorhydrique très-étendu, qui n'attaque que le fer et le manganèse, et l'alumine reste insoluble. On filtre et on pèse de nouveau pour avoir le poids de l'*alumine*, qui est toujours un peu faible.

Les péroxides de fer et de manganèse sont transformés en chlorures dans la liqueur. Nous avons employé deux méthodes pour reconnaître la quantité de chacun de ces oxides.

Dans la première, nous avons précipité de nouveau les oxides par l'ammoniaque, filtrés et calcinés. Puis nous les avons porphyrisés de nouveau et traités par l'acide chlorhydrique, en recevant le chlore qui se dégageait dans une liqueur chlorhydrique contenant de l'acide sulfureux et du chlorure de baryum.

Le sulfate de baryte produit correspond à 98 45 °/₀ de son poids d'oxide rouge de manganèse.

Dans la deuxième méthode, nous avons cherché à précipiter le fer par le carbonate de baryte qui ne précipite pas le manganèse. La liqueur-mère était traitée par l'acide chlorhydrique, et le manganèse en est précipité par le sulfhydrate d'ammoniaque.

Ces deux méthodes ne nous ont donné que des traces impondérables de manganèse.

Les quantités de fer trouvées correspondaient sensiblement à celles que nous avions obtenues par la méthode volumétrique.

6° *Chaux.* — Après avoir retranché des sels minéraux contenus dans les eaux, la silice d'alumine, le fer et le manganèse, nous séparons la chaux dans la liqueur-mère en la précipitant par l'oxalate d'ammoniaque.

La liqueur est portée à l'ébullition, mise au repos et refroidissement, puis filtrée. Le produit, séché à l'étuve, est de l'oxalate de chaux, que l'on transforme en carbonate ou en chaux caustique, suivant le degré de chaleur qu'on lui fait subir. Dans tous les cas, on en déduit toujours le poids du *carbonate de chaux.*

7° *Magnésie.* — La liqueur-mère est rendue bien homogène par l'agitation, puis divisée en deux parties égales.

La première est traitée par le phosphate de soude ammoniacal porté à l'ébullition. Il se forme bientôt des cristaux de phosphate ammoniaco-magnésien, qui sont séparés par filtration, séchés et calcinés avec les précautions ordinaires.

8° *Potasse, Soude et Lithine.* — La deuxième partie de la liqueur nous a servi à doser les alcalis, potasse, soude et lithine, de la manière suivante :

Nous évaporons la liqueur jusqu'à siccité, puis nous chauffons sur la lampe, dans la capsule de platine, jusqu'au rouge sombre, afin de faire dégager les sels ammoniacaux

Cette opération doit être conduite avec beaucoup de précaution, pour ne pas volatiliser les chlorures alcalins.

Ce produit ne renferme plus que les chlorures alcalins et de magnésie formés naturellement ou par la décomposition des carbonates, ainsi que les sulfates existant tout formés dans les eaux.

La capsule de platine étant tarée à l'avance, on pèse et on déduit le poids des chlorures et sulfates ainsi formés.

On transforme en sulfate par l'addition d'acide sulfurique pur, on évapore à sec et on porte au rouge sombre sur la lampe, en ajoutant du carbonate d'ammoniaque pour faciliter la vaporisation de l'acide sulfurique en excès. On pèse de nouveau. Ce poids est plus fort que le précédent, l'équivalent d'acide sulfurique étant plus lourd que celui de l'acide chlorhydrique déplacé.

On reprend par l'eau et on filtre. On précipite l'acide sulfurique par l'azotate de baryte, on fait bouillir et on filtre.

Le précipité est recueilli, séché, calciné et pesé avec les précautions ordinaires, et on en déduit le poids de l'acide sulfurique des sulfates alcalins.

La liqueur est évaporée à sec. Les sels sont alors des *azotates alcalins* de magnésie et de baryte, ce dernier étant l'excès de ce qui avait été mis pour la précipitation de l'acide sulfurique.

Les azotates sont transformés en carbonates en les chauffant au rouge sombre en présence de l'acide oxalique, à trois reprises différentes, suivant les précautions en usage.

En reprenant par l'eau et filtrant, les carbonates de baryte et de magnésie restent sur le filtre, et les carbonates alcalins sont dans la liqueur. Celle-ci est traitée par l'acide chlorhydrique pur, qui transforme les carbonates en chlorures, et on évapore à sec dans la capsule de platine tarée; on pousse au rouge sombre et on pèse. — On a ainsi le poids des *chlorures alcalins* exempts de sulfates.

Ces chlorures sont repris par eau et alcool absolu par parties égales, puis traités par le chlorure de platine. — La liqueur doit être concentrée, et il se forme bientôt des cristaux de chlorure platinico-potassique. Au bout de quelques jours, on filtre et on sèche, et on pèse le précipité, qui donne le poids de potasse contenu dans les chlorures.

Dans la partie soluble, on précipite le platine par l'hydrogène sulfuré, on filtre et on évapore à sec.

Ces chlorures sont mis en digestion dans un mélange de

parties égales d'alcool et d'éther, qui dissout seulement la lithine.

On peut aussi la séparer par le phosphate de soude.

La partie soluble dans le mélange d'éther et d'alcool est obtenue par évaporation à sec, et le produit colore sensiblement la flamme de l'alcool en rouge, signe caractéristique de la présence de la lithine; mais la quantité obtenue est insuffisante pour être appréciée exactement.

Ayant le poids total des chlorures alcalins et celui du chlorure de *potassium*, on a obtenu par différence celui du chlorure de *sodium*.

9° *Iode, Phosphore, Matières organiques.* — Les iodures, les phosphates et les matières organiques n'étant pas en quantité pondérable, n'ont pas été appréciés autrement que qualitativement par les procédés que nous avons indiqués au chapitre précédent.

10° *Arsenic.* — Bien que nous n'ayons pu agir sur des quantités suffisantes d'eau pour évaluer l'arsenic du quatrième groupe, nous avons pu constater qu'il y en avait plus d'un milligramme par litre, en comparant les taches obtenues à l'appareil de Marsh avec celles d'un second appareil dans lequel nous avions introduit des quantités déterminées d'acide arsénieux.

11° *Acide Sulfurique.* — Pour doser l'acide sulfurique, nous avons acidifié un demi-litre d'eau minérale par l'acide azotique, et fait bouillir pour bien chasser l'acide carbonique. Nous avons ensuite précipité l'acide sulfurique par l'azotate de baryte ou le chlorure de baryum. La liqueur est portée à l'ébullition et filtrée. — Le produit est séché et calciné avec les précautions ordinaires, et du poids de sulfate de baryte on a déduit celui de l'acide sulfurique.

Dans le quatrième groupe, l'acide sulfurique trouvé est

plus considerable que la quantite nécessaire pour saturer les bases alcalines ou terreuses contenues dans l'eau minérale. L'excès représente l'*acide sulfurique libre.*

12° *Acide Chlorhydrique.* — Le dosage de l'acide chlorhydrique a été fait de la manière suivante : Un demi-litre d'eau a été acidifié par l'acide azotique et porté à l'ébullition pour chasser l'acide carbonique. On a ajouté ensuite de l'azotate d'argent jusqu'à ce qu'il ne se forme plus de précipité. On a recueilli le produit sur un filtre taré à l'avance ; on a séché à l'étuve aussi rapidement que possible, et pesé sans calcination. Du poids de chlorure d'argent obtenu, on a déduit celui de l'acide chlorhydrique.

Les méthodes chimiques que nous venons de décrire ont été appliquées aux sources suivantes, qui appartiennent à l'*Établissement thermal de Vals,* savoir :

La *Souveraine,*
La *Constantine,*
La *Pauline,*
La *Source des Convalescents,*
La *Saint-Louis.*

VIII

Résumé des analyses.

Les résultats obtenus sont consignés dans le tableau (pages XII et XIII). De leur examen, il résulte que ces sources forment quatre groupes distincts que nous désignerons comme suit (1) :

(1) Au point de vue chimique. MM. O. Henri et E. Lavigne ont eu raison, sans aucun doute, de classer nos nouvelles sources en trois groupes ; mais comme ils ont déclaré en même temps (page 26) que

1° EAUX BI-CARBONATÉES SODIQUES FORTES.

Dans ce groupe se trouvent la *Souveraine* et la *Constantine*, auxquelles se rattachent les sources *Marquise*, analysee par Berthier en 1826, et *Chloé*, analysée par Dupasquier en 1845, lesquelles appartiennent toutes deux à l'Établissement thermal.

Les caractères généraux de ce groupe sont d'être fortement chargé de bi-carbonates alcalins et alcalino-terreux; de contenir de notables proportions de sulfate et de chlorure alcalins; d'être légèrement ferrugineux et ioduré, et d'être saturé d'acide carbonique libre. Température fraîche constante, goût agréable, acidule, et arrière-goût alcalescent.

2° EAU BI-CARBONATÉE, SODIQUE, ACIDULE, DOUCE ET LÉGÈRE.

Ce groupe est représenté par la source *Pauline.*

Les caractères généraux de ce groupe sont de contenir trois à quatre fois moins de bi-carbonates alcalins ou alcalino-terreux que le groupe précédent; d'être moins chargé de sulfates et de chlorures alcalins, mais d'être tout aussi ferrugineux et tout aussi saturé d'acide carbonique libre.

Température fraîche constante, goût acidule prononcé, non alcalescente, excessivement agréable à boire.

Ces eaux, subissant de longs transports sans altération, constituent des eaux de table *sans rivales.* Les éléments acides et alcalins y sont combinés de telle sorte, que le vin n'est altéré ni dans sa couleur ni dans sa limpidité.

la source des *Convalescents*, composant le troisième groupe, formait une transition entre le deuxième et le quatrième groupe, M. le Dr Chabannes a pensé qu'au point de vue médical, il était plus simple de fondre en un seul le deuxième et le troisième groupe. — *(Note de l'Administrateur).*

3° EAU BI-CARBONATÉE SODIQUE ET FERRUGINEUSE.

Ce groupe est représenté par la source des *Convalescents.*

Les caractères généraux de ce groupe sont d'être moyennement ou faiblement chargé de bi-carbonates alcalins ou alcalino-terreux; d'être relativement riche en sulfates et en chlorures alcalins, mais surtout de contenir une forte proportion de *carbonate ferreux.*

Cette eau est saturée d'acide carbonique. Sa température est également fraîche et constante; elle a un goût acidule et ferrugineux, mais n'est pas désagréable à boire.

Cette eau n'est ni iodurée ni arsenicale.

4° EAU SULFO-ARSENICALE FERRUGINEUSE.

Ce groupe est représenté par la source *Saint-Louis*, *qui est unique* en ce genre.

Les caractères généraux de ce groupe sont d'être acides, et acides par l'acide sulfurique; de contenir de l'*acide sulfurique libre* en même temps que des sulfates alcalins ou alcalino-terreux;

De contenir des sulfates de protoxyde et de sesquioxyde de fer en *quantité considérable;* de représenter le groupe le plus ferrugineux de Vals;

Enfin, d'être *arsenicale.*

Cette eau est acidule, très-atramentaire, mais non désagréable au goût, et n'exhale aucune odeur.

Cette eau est presque totalement privée d'acides carbonique et chlorhydrique, et ne renferme, en dehors de l'acide sulfurique, que la silice, à l'état de silicate multiple de soude, de chaux, de fer et d'alumine.

Cette eau a la plus grande analogie avec l'ancienne source Dominique, analysée par M. O. Henry en 1846 et par M. Lavigne en 1864. Elle nous paraît s'identifier complètement avec cette même source, tant à raison de la proximité du point d'émergement de celle-ci, qu'à cause de la nature spéciale de ses éléments minéralisateurs. Aussi nous la considérons comme étant, sans contredit, la source la plus importante de Vals.

Les propriétés médicales de ces divers groupes ont été appréciées par nombre de guérisons. Nous laissons le soin de les faire connaître à la compétence de M. le docteur Chabannes, médecin inspecteur de la station.

Paris, le 25 avril 1867.

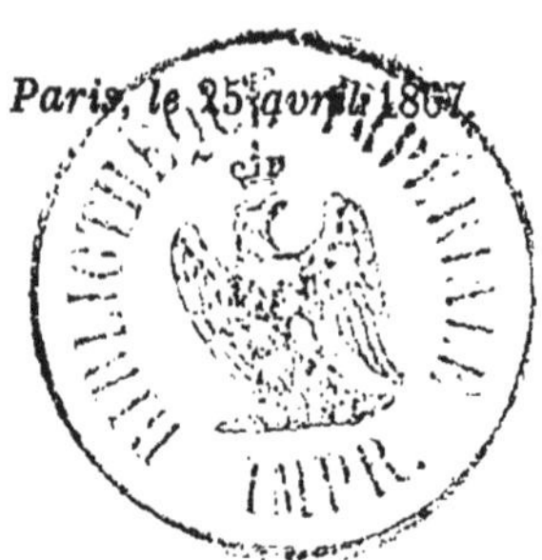

E. LAVIGNE.
O. HENRY.

II.

CLINIQUE DE VALS.

CLINIQUE DE VALS

(Ardèche)

PAR

LE Dr CHABANNES

MÉDECIN INSPECTEUR

Lauréat de l'Académie de Médecine (médailles d'argent),
Membre correspondant de la Société d'Hydrologie médicale de Paris,
des Sociétés de Médecine de Lyon, de Marseille, d'Alger, etc.,
Membre du Comité consultatif d'Hygiène et de Salubrité publique
de l'Ardèche.

MARSEILLE

TYPOGRAPHIE Ve MARIUS OLIVE

RUE PARADIS, 68

1867

AVERTISSEMENT

Une des plus grandes satisfactions qu'il soit donné à l'homme de goûter, c'est de voir se réaliser le but si longtemps appelé de ses vœux et de ses efforts, quelque faibles qu'ils aient été ; cette satisfaction est surtout entière quand il s'agit d'un grand problème d'intérêt général résolu.

Ces réflexions nous sont naturellement inspirées par le plaisir que nous fait éprouver la métamorphose complète que vient de subir l'Établissement des Eaux de Vals. Frappé trop longtemps d'un oubli immérité, il renaît à la vie, et nous le verrons bientôt occuper, parmi les stations de France, le rang élevé que personne ne conteste à ses fontaines minérales.

Ce travail de rénovation, Vals le doit à la puissante et intelligente impulsion de l'homme qui administre notre département, et aux capitaux qui n'ont pas craint de faire des avances à sa prospérité future, fondée sur les ressources thérapeutiques exceptionnelles de ses eaux.

Circonstance heureuse ! Deux Sociétés sont venues, il y a peu de temps, et presque simultanément, prendre en main leur exploitation, et déjà, au moment où j'écris, Vals ancien n'existe plus. Le nom de ses eaux est vulgarisé dans toutes les régions du globe, leurs propriétés médicales appréciées, un Établissement complet de douches et de bains est terminé, des Hôtels y sont construits, et, à côté d'un comfort irréprochable, le baigneur trouve encore de quoi satisfaire aux plus grandes exigences pour tout ce qui sert au luxe et à l'agrément de la vie.

Ce concours de deux Sociétés rivalisant d'ardeur, sans omettre quelques entreprises isolées qui méritent aussi leur mention, s'il est une bonne fortune pour le développement de l'Établissement Thermal, pour la réputation de ses eaux et pour le bien-être des étrangers, devient un sujet de grand embarras pour le médecin impartial. L'industrie a des exigences respectables, et le médecin, celui surtout qui, par sa position officielle, est plus directement intéressé au bien général de l'Etablissement, doit en tenir un compte sérieux ; quoique placé entre des intérêts distincts, il ne lui est pas permis d'oublier que l'intérêt *général* de la station se compose de la somme des intérêts privés, lesquels ont un droit égal à son impartialité.

Dans notre *Traité des Eaux minérales de Vals*, ces questions d'économie industrielle ne tenaient aucune place. Depuis son impression, les modifications heureuses pour l'Établissement et le pays dont nous venons de parler, sont survenues; des *Extraits* de notre *Traité*, répandus en grand nombre dans le public, ont contribué, pour leur part, à vulgariser le nom de certaines sources de Vals et à faire prospérer l'entreprise qui avait pour but leur exploitation.

Mais, nous le répétons, à côté de cette entreprise heureuse, s'en est formée une seconde non moins respectable, non moins intéressante. Son but est le développement de l'*Etablissement Thermal* proprement dit. Si la première a vulgarisé le nom de Vals au dehors, celle-ci a commencé par travailler à l'installation au dedans: bains, système complet de douches, vaste et confortable Hôtel attenant à l'Établissement lui-même, dépendances de toutes sortes ont été le premier but de ses préoccupations. En même temps, des captages meilleurs étaient donnés à ses sources que des travaux de forage et de canalisation nouveaux ont placées dans des conditions de parfait aménagement.

Propriétaire de sources anciennes qui ont, pour la plus grande part, contribué à fonder et à maintenir la réputation de Vals, cette nouvelle Société s'est scrupuleusement conformée à une mesure qui devait, dans le principe, s'étendre à toutes les sources de la station et que les circonstances ont entravée plus tard; elle a, disons-nous, fait analyser *sur les lieux*, ses fontaines minérales par deux chimistes distingués. C'est le résultat de leurs recherches qu'elle publie aujourd'hui.

Indépendamment de cette notice chimique qui lui appartient en propre, il est une autre partie qui lui appartient à titre presque aussi grand, c'est la partie médicale, la plus considérable de mon *Traité*.

D'une part, tout ce que j'ai écrit sur les bains lui revient exclusivement, car elle a été toujours unique propriétaire des sources qui alimentent l'Établissement des Bains ; d'autre part, les sources *Marquise*, *Chloé*, *Camuse*, dont deux sont sa propriété, ayant été fort longtemps les uniques représentants de la puissance bi-carbonatée sodique forte de Vals, ma *Clinique*, qui est le résultat de l'expérimentation de celles-ci, lui revient, à bon droit, dans une très-grande proportion.

Aujourd'hui, la richesse de Vals s'est considérablement accrue. La station possède plus de vingt sources autorisées avec analyse authentique. Beaucoup ne sont pas exploitées selon leur mérite, il est vrai, mais il est juste de les mentionner. Ces vingt sources, dont les deux Sociétés possèdent le plus grand nombre, se rangent en trois *groupes* distincts, ainsi que nous l'avons établi dans notre *Traité*. A quelques différences près, légères le plus souvent, les sources de chaque groupe s'équivalent jusqu'à un certain point; leur composition chimique, presque identique, leur assigne une action thérapeutique corrélative. Citer le nom d'une source n'est donc pas exclure sa congénère du même groupe.

Les considérations qui précèdent ont pour but de faire comprendre les motifs qui nous poussent à autoriser l'impression de notre *Clinique de Vals*, avec le travail de chimie le plus complet qui ait jamais paru sur nos eaux, depuis celui du professeur Dupasquier, quoiqu'il ne comprît que la source *Chloé*.

Après l'usage qui a été fait des divers extraits de notre *Traité*, refuser à l'*Établissement Thermal* une telle autorisation, serait une injustice faite à ses propriétaires qui nous ont le plus aidé dans l'exécution de notre ouvrage, et aux sources elles-mêmes. qui, au point de vue des services à rendre, méritent d'être plus connues et plus appréciées.

Ennemi de toute position mal définie, nous devions ces détails nécessaires pour nous et pour l'*Établissement Thermal* qui veut, avec raison, relever et propager à son tour l'antique réputation de ses sources, et naturaliser les plus jeunes en les présentant au public médical munies d'un double titre de recommandation : l'*Analyse chimique* qui prouve ce qu'elles sont ; la *Clinique* qui prouve ce qu'elles peuvent.

Dr CHABANNES.

EXTRAIT DU RAPPORT GÉNÉRAL

SUR LE SERVICE DES EAUX MINÉRALES DE FRANCE

Lu à l'Académie de Médecine, dans sa Séance publique de décembre 1865

Par M. PIDOUX, Rapporteur

« Les eaux de Vals prennent chaque jour plus « d'importance.

« Ce qui a le plus frappé notre commission « dans le volumineux et important mémoire qu'a « présenté M. le docteur Chabannes, médecin ins- « pecteur de cet établissement, sous le titre de « *Clinique de Vals*, ce sont les réflexions pratiques « très-justes de ce médecin sur les *dyspepsies in-* « *testinales*, les *entérites*, la *diarrhée* et la *consti-* « *pation*, ainsi que ses succès dans ces différentes « affections.

« De bonnes vues sur les *maladies du foie*, des « succès incontestables dans les *névralgies*, les « *calculs* et les *engorgements de ce viscère*, avec des « distinctions vraies sur les variétés ou les compli- « cations qui contre-indiquent l'usage de ces « eaux ; en un mot, une *clinique thermale* exac- « tement parallèle à *celle de Vichy*, qui, par sa « célébrité et les travaux remarquables de ses mé- « decins, a donné à Vals des modèles qui n'ont « pas été perdus et une impulsion qui mérite « d'être encouragée : telles sont les raisons qui « nous ont décidé à faire à l'Académie une mention « spéciale de ces eaux salutaires et des recherches « de leur inspecteur. »

CLINIQUE DE VALS

CHAPITRE PREMIER.

Dyspepsie.

Nous nous occupons de la *dyspepsie* la première, parce que, de toutes les maladies qui atteignent l'homme au milieu des préoccupations de la vie, elle est certainement la plus commune, et que c'est aussi le dyspeptique qui se présente le plus souvent à notre consultation.

Il est peu de dyspepsies qui ne trouvent à Vals ou guérison ou soulagement marqué; rarement un dyspeptique quitte la station sans avoir à enregistrer un résultat avantageux. Digérer bien, c'est être en bonne santé. Ce résultat n'a rien d'étonnant pour quiconque voudra bien se rappeler les ressources diverses que Vals peut opposer à cette maladie ; que la dyspepsie soit de nature goutteuse, qu'elle soit liée à un état chlorotique, chloro-anémique, à une maladie utérine, qu'elle soit cause ou effet dans ces affections auxquelles n'echappent pas les grands organes, les moyens appropriés ne font point défaut à Vals.

Guérir, c'est remporter une victoire ; combattre une maladie, c'est faire mouvoir en général d'armée les forces dont on dispose ; les forces du médecin sont les agents médicamenteux ; plus ces derniers seront nombreux et variés, plus radicale, plus facile, plus prompte sera la victoire, la guérison.

Ces considérations expliquent les résultats surprenants obtenus à Vals sur les maladies qui ressortissent en grand nombre à la riche collection d'eaux minérales de la station.

On pourrait ranger toutes les dyspepsies en légères ou graves :

Légères, quand les troubles de la digestion n'ont pas de prédominance trop marquée et qu'il n'en résulte pas un retentissement fâcheux sur les forces générales;

Graves, lorsque, au contraire, la nutrition, intimement troublée, provoque le dépérissement, appauvrit le sang, détruit l'équilibre normal entre les divers systèmes organiques.

Ces dyspepsies ne sont point rares. Combien de malades qui, primitivement atteints de digestions pénibles, revêtent peu à peu les apparences de toute autre maladie, déjouent les efforts du médecin, et perpétuent ainsi un état, sinon fatal, au moins fort long et souvent irrémédiable.

Les cas légers guérissent promptement partout; à Vals surtout, ces retours de bonnes digestions ont lieu comme par enchantement.

Les choses ne peuvent se passer aussi simplement dans les cas graves.

Ici, en effet, tout marche mal, tout languit : mauvaises digestions, mauvais sommeil, forces générales diminuées, selles irrégulières, impressions mal reçues et mal rendues par le cerveau; système nerveux exalté, fonctions de la peau s'exerçant mal, sueurs sans motifs, ou bien aridité, sécheresse constante; cœur palpitant sans cause, pleurs et rires dans le même instant. La mobilité des symptômes est excessive.

C'est sur ces Protées pathologiques que l'œil du médecin a besoin d'être toujours ouvert; c'est pour eux qu'il est heureux d'avoir, comme à Vals, un grand nombre de sources différentes par la qualité et la quantité de leurs principes minéralisateurs.

Faut-il donner à des téguments étiolés une tonicité perdue? Le bain alcalin, par son action analogue à l'action des bains de mer, surtout notre système de douches complet remplissent utilement les indications les plus pressantes.

Les bains de la source *Saint-Louis*, si prompts à arrêter les écoulements leucorrhéiques les plus invétérés, détruisent par leur action astringente et tonique les causes si puissantes et si communes de débilité générale, d'état chloro-anémique, nevropathique, et toutes les appellations qu'a fait inventer la forme si changeante des symptômes observés.

A l'intérieur, les trois groupes de nos eaux, les eaux faibles du deuxième groupe d'abord, entre autres la source des *Convalescents*, la *Pauline*, servent de première étape, étape naturelle aux malades.

Faut-il combattre une cachexie ancienne, une dyspepsie intestinale, résultat de maladies antérieures graves, de fièvres intermittentes miasmatiques, de souffrances morales ou physiques, etc.? la source *Saint-Louis*, par ses propriétés éminemment reconstituantes et sédatives, trouve dans ces cas une heureuse application.

CHAPITRE II.

Entérite chronique et gastro-entérite.

Si Vals ne possédait les eaux faibles du deuxième groupe, si, sous le titre de *gastro-entérite* et d'*entérite*, on ne confondait souvent ces états, qui seraient plus justement désignés par le nom de *dyspepsies intestinales*, états dans lesquels les alternatives de diarrhée et de constipation, de borborygmes plus ou moins douloureux, etc., occupent la première place et sont la prédominance la plus marquée, il faudrait refuser d'admettre les malades atteints de cette maladie; mais l'usage des eaux faibles, les bains prolongés d'eau douce sont capables de provoquer et provoquent, chaque année, des guérisons inespérées.

CHAPITRE III

Darrhiée.

Le clinicien de Vals doit faire un article à part pour ce symptôme.

Comme corollaire, comme dernière expression de l'entérite, il existe des états dans lesquels le malade est condamné, souvent pendant de longues années, à n'avoir que des selles diarrhéiques. Quelquefois on remarquera des matières fécales parfaitement digérées, mais liquides, spumeuses; parfois, au contraire, véritable lienterie, on distinguera des aliments que la digestion n'a point attaqués, et qui sortent tels qu'ils étaient entrés après l'acte de la mastication.

Ces états divers de diarrhée seraient parfois difficilement rattachés à une entérite vraie. L'absence complète de douleur prouve que, s'il y a inflammation, elle n'est pas franche ni étendue; et cependant la chronicité en fait presque une maladie à part; l'état de dépérissement des malades en fait une maladie grave.

Je pourrais rapporter des exemples frappants de cette maladie qui n'ont point résisté à la médication spéciale qu'on leur oppose à Vals.

Disons d'abord que l'ingestion des eaux alcalines ne guérit point ces états; que, si la dose en est un peu forte, c'est de l'exagération dans le symptôme que l'on obtient, et non une amélioration.

Les douches ascendantes minérales froides sont le meilleur remède que nous ayons à opposer à ces dérangements fonctionnels. Nous n'avons pas rencontré un seul malade qui ne nous ait accusé le bien-être éprouvé à la suite de cette médication. La guérison est quelquefois d'une promptitude remarquable.

Je me rappelle un jeune avocat du département du Gard qui, à la suite d'une violente gastro-entérite déterminée par l'ingestion de matières irritantes, et que l'on ne put calmer qu'après plusieurs jours d'un traitement sévère, vit une diarrhée permanente s'établir et résister plus d'un an à tout remède.

La douleur était nulle, mais chaque évacuation était liquide, l'appétit était conservé; néanmoins le malade était sans forces, ses jambes refusaient de le porter. Quelques douches ascendantes minérales froides suffirent pour guérir cette maladie, qui n'a plus reparu. J'ai revu le malade très-bien portant quatre ans après.

Je pourrais citer bien d'autres cas semblables qui m'ont frappé, et par la persistance ancienne du mal, et par la promptitude de la guérison.

Il est des cas, en apparence identiques à ceux dont je viens de parler, devant lesquels cette médication échoue. Mais, même alors, les douches produisent un effet salutaire, impression agréable recherchée par les malades.

Constipation.

Les motifs qui nous ont décidé à faire un article à part pour la diarrhée, nous poussent également à parler ici de la constipation. Cette dernière se rattache, comme la diarrhée, à la grande classe des gastro-entérites; mais le choix des malades qui se rendent à Vals nous autorise à parler spécialement de ce symptôme.

La constipation, aux eaux de Vals, se présente avec les mêmes caractères que la diarrhée. Elle est active ou passive. Dans ce dernier cas, les douches ascendantes minérales froides, les eaux ferrugineuses des deuxième et troisième groupes en tête, doivent être employées pour rétablir le ton des membranes.

Si la constipation tient à un état hypersthénique, soit intestinal, soit constitutionnel, des douches ascendantes d'eau douce et tiède modifient cet état, elles enlèvent du ton aux membranes. C'est alors que les eaux bi-carbonatées sodiques du premier groupe, de la *Chloé, Souveraine* et *Constantine*, agissent comme altérantes sur la crase du sang, augmentent la circulation, favorisent l'hématose, et, en fin de compte, font disparaître l'accumulation des matières fécales qui, éléments d'un cercle vicieux, entretenaient la paresse de la circulation abdominale.

On ne doit point s'étonner de cette expression *favorisant l'hématose*. Les faits parlent en sa faveur. Quand nous nous occuperons de la pléthore, nous dirons que les hommes les plus obèses, les plus chargés en couleur, c'est-à-dire dont le sang offre la plus riche coloration, perdent cet aspect rutilant de leur figure par l'usage des eaux bi-carbonatées, à dose modérée. Ce phénomène n'est-il pas la preuve que leur sang a éprouvé dans sa crase, dans sa manière d'être, une modification qui l'a rendu moins rougeâtre, moins stagnant, partant plus hématosé ?

CHAPITRE IV

Gastralgie. — Entéralgie.

Il se présente souvent à notre consultation de Vals des malades atteints de gastralgie. Il faut distinguer la gastralgie constante, continue ou presque continue, état de souffrance permanent de l'estomac, de la gastralgie discontinue, névralgie revenant par accès, par crampes, d'une durée illimitée. Car, si l'on en voit ne durer qu'une heure, il en est d'autres qui durent des semaines, pendant lesquelles le malade éprouve les tortures les plus cruelles.

Ces dernières, aussi bien que les crampes passagères d'estomac, sont presque toujours heureusement modifiées par nos eaux.

Nous avons eu bien des fois l'occasion de revoir des personnes atteintes de cette maladie, qui nous assuraient que leurs accès avaient été ou éloignés, ou amoindris, ou totalement guéris. Du reste, une seule cure suffit rarement pour tout un traitement.

En général, les gastralgiques de cette espèce présentent les apparences de la santé. Une fois leur accès passé, on peut leur permettre des doses assez élevées d'eaux alcalines. Mais il n'est pas rare d'en rencontrer d'autres chez lesquels, au contraire, les premières verrées rappelleraient l'accès, si l'on n'avait pas soin de surveiller attentivement les débuts. Il m'arrive fort souvent de prescrire des demi, des quarts de verrée les premiers jours, pour ne pas surexciter trop promptement un organe où l'éréthisme nerveux a pris la première place.

C'est dans ces cas bizarres, capricieux comme toutes les affections de nature nerveuse, qu'il faut avoir l'œil le plus ouvert. C'est là que le médecin de Vals se trouve heureux d'avoir sous la main la variété d'eaux minérales que la nature lui présente. Ici, point de rationalisme : tel digère la source la plus minéralisée qui ne supporte pas quelques gouttes de nos eaux les plus faibles ; tel autre, incommodé par le gaz ou la fraîcheur de la *Chloé*, supportera la *Marquise*, plus chaude. et cependant la plus minéralisée. C'est par ces tâtonnements, souvent fort longs, que l'on arrive à offrir au malade l'eau qui lui convient. C'est encore ici le lieu de rappeler les services que l'eau *thermalisée* de la

Chloé rend dans ces cas, où la boisson froide n'est pas tolérée.

Les premiers pas franchis, en général, la tolérance s'établit; la douleur, qui était là, menaçant de se réveiller, se calme. Le malade accuse une réceptivité plus grande de son estomac, le médecin peut lâcher les rênes. Chaque année, je vois de ces malades qui, huit jours durant, ont ingéré des doses minimes d'eau minérale, et qui arrivent à en ingérer cinq ou six verrées.

La difficulté du traitement vient surtout du début. Nous le répétons, une verrée, une simple verrée ingérée tout à coup, compromettra le résultat du traitement, alors que, prise à intervalles séparés, elle eût avantageusement modifié l'estomac. Cette erreur de traitement, nous la signalons avec soin, parce que c'est pour de semblables erreurs que nous sommes le plus souvent consultés par les imprudents qui viennent se traiter à Vals sans guide et sur un simple conseil donné par leur médecin.

Quant aux gastralgies discontinues, revenant par accès, je vais transcrire une note que je retrouve dans mon rapport à l'Académie :

« Si nous jetons un coup d'œil sur les cas de gastralgie « que nous citons, on verra que nos malades étaient tous « sujets à cette névralgie de l'estomac, revenant par accès « ou attaques, comme le font les névralgies en général. « Ici, le bien-être occasionné par le traitement ne peut « être manifeste, parce que les malades ne sont pas tous « souffrants pendant la cure. Ce qui est certain, c'est que « les eaux bi-carbonatées sodiques améliorent très-bien « ces sortes d'états ; sur sept malades, six guéris, c'est « un résultat à consigner. »

Le mot gastralgie s'applique encore à un état plus indéterminé, état dont nous avons dit un mot dans la dyspepsie par irritation, état qui peut bien aussi être confondu avec la gastrite. Nous avons dit que les eaux bi-carbonatées l'exaspèrent le plus souvent, nous avons ajouté qu'à nos yeux, ces exaspérations n'étaient point une cause de suspension ni d'abandon du traitement ; qu'au contraire, un peu de persistance dans l'ingestion des eaux alcalines, en déterminant un surcroît d'irritation, produisait plus tard un calme étonnant, et nous cherchions à donner une idée de ce qui se passait alors, en comparant l'effet produit à celui que l'on obtient, toutes les fois que l'on fait de la médication substitutive.

CHAPITRE V.

Maladies du foie.

Maladie du foie et eaux bi-carbonatées sodiques sont devenus, dans la médecine hydro-thermale, deux termes inséparables tombés dans le domaine public.

Il est incontestable que les eaux de Vals ont pour le foie une spécialité évidente; elles agissent sur lui comme sur ses manifestations morbides avec une promptitude remarquable. Sans parler encore des maladies proprement dites de cet organe, il est surprenant de voir le peu de temps que met à s'éclaircir le teint bilieux des nombreux dyspeptiques qui affluent à Vals et dont la maladie était sous la dépendance d'un trouble hépatique.

Mais avant de nous engager dans les développements que comporte le résumé des maladies hépatiques guéries par les eaux de Vals, il conviendrait d'en préciser le siége et la nature. Or, de tous les organes du corps, le foie est, je crois, celui dont les maladies sont les plus difficiles à préciser. Cette obscurité n'est pas, au fond, aussi funeste qu'on pourrait le penser, elle est plutôt un obstacle, un sujet d'embarras pour celui qui se livre à l'exposition de ces maladies, qu'un vrai malheur pour les malades. A propos de l'importance qu'il y a à connaître les diverses causes étiologiques de l'ictère, Baglivi disait : *qui bene judicat bene curat*. Cette sentence perd ici sa généralité.

Pour les maladies du foie que j'ai pu observer à Vals, maladies nombreuses relativement à l'ensemble des autres espèces morbides qui s'y rencontrent, j'ai été amené à appliquer la distinction suivante : Y a-t-il fièvre ? N'y a-t-il pas fièvre ? Mon premier soin, dès la première entrevue avec le malade, consiste, en effet, à constater si la maladie est pyrétique ou apyrétique.

Pour trop de médecins, maladie du foie implique usage des eaux minérales : eh bien, je n'ai jamais vu un hépatisant, depuis la plus faible jaunisse jusqu'aux désordres les plus grands du foie, éprouver un bon résultat si la peau était chaude, le pouls vif, accéléré, en un mot, s'il y avait fièvre. Non-seulement je n'ai jamais constaté d'amélioration, mais j'ai vu en résulter, chez un certain nombre de ces derniers, une aggravation manifestement due à l'usage des eaux, et pourtant nous disposons ici d'eaux beaucoup plus faibles qu'ailleurs, nous pouvons les administrer à doses si petites qu'elles devraient, ce semble, passer inaperçues. Il n'en est rien, elles fatiguent encore.

D'un manière générale, les eaux de Vals ne sont jamais contre-indiquées dans les maladies apyrétiques du foie. Nous ne disons pas par là que toutes les maladies apyrétiques soient guéries ou soulagées, mais seulement que l'on peut leur appliquer le traitement de Vals sans craindre de déterminer d'aggravation fâcheuse.

A part les calculs hépatiques, quand leur présence est prouvée matériellement, il est fort souvent difficile de déterminer à quel genre précis de lésion hépatique l'on a à faire. L'on voit avec évidence une maladie, quelque chose du côté du foie ; mais distinguer l'affection, la séparer des autres est souvent impossible.

Entre une obstruction, un empâtement, un engorgement, une hypertrophie légère, des calculs cachés, des tumeurs insensibles, des névralgies, etc., les différences sont bien souvent minimes. Heureusement ces divers états tombent tous sous l'application du traitement de Vals, et le médecin voit son malade guérir sous ses yeux sans pouvoir se rendre un compte exact de la maladie dont il guérit. Telle est, du moins, la position qui m'est faite à Vals, malgré mes efforts incessants pour sortir de cette incertitude.

Si les névralgies du foie, si la douleur provoquée par des calculs se distinguent par leur violence, on sait, d'un autre côté, que les maladies les plus graves de cet organe peuvent ne déterminer qu'un très-léger sentiment de gêne, se développer, même à l'insu des malades. De là, pour le médecin, l'importance de s'assurer, autant qu'il lui est possible, de la gravité du mal, avant de donner ses prescriptions.

Obstructions. — Empâtements. — Engorgements. — Hypertrophie du foie. — Hépatite chronique.

On s'entend mieux sur la valeur de ces mots, qu'on ne saurait le dire. Du reste, inventés pour les besoins de la théorie que chacun s'est faite touchant la nature du mal, nul doute que, pour un grand nombre de médecins, ces termes n'aient la même signification. Faisons cependant une réserve pour une question de coup d'œil. Il est évident que personne n'appellera obstruction du foie une hypertrophie allant jusqu'à l'os des îles; mais il y aura obstruction, engorgements nominatifs, sinon effectifs dans les débuts, alors que le foie n'ayant point dépassé les côtes, est en voie de migration partielle

Que l'altération porte sur une partie ou sur l'autre du foie, les eaux de Vals sont d'une efficacité remarquable dans les maladies de cet organe. J'ai assisté à des guérisons extraordinaires; et c'est dans ces cas que l'on regrette de ne pouvoir rendre au lecteur un compte assez exact de ce que l'on a vu, pour lui inspirer la confiance que l'on a soi-même.

Dans le commencement de la saison de 1861, un malade du département de Vaucluse arrive à Vals ; il a 37 ans, son aspect frappe par la couleur ictérique la plus prononcée.

Appétit nul, vomissements fréquents. Les mets les mieux préparés inspirent une répugnance invincible. Le malade est de haute stature et jouissait d'un embonpoint considédérable, lorsque, il y a six mois, sans cause connue, il a perdu, en quelques jours, douze kilogrammes de son poids et est tombé dans l'état où nous le trouvons aujourd'hui.

Les selles sont rares, dures, une douleur constante se fait sentir au niveau de l'hypocondre droit. Ballonnement habituel de l'abdomen, faiblesse excessive à la marche; les purgatifs répétés, sangsues à l'anus, amers de toutes sortes, etc., n'avaient amené aucun soulagement ; le malade continuait à dépérir.

En peu de jours, quinze jours seulement, les eaux de Vals l'eurent transformé. Il partit mangeant avec appétit et digérant bien. Les évacuations alvines étaient régularisées, les forces revenues. De l'ictère, pas de traces. Le malade continua quelques temps encore l'usage des eaux chez lui, et j'ai su, depuis, que la guérison s'était maintenue.

Voilà certainement une obstruction, un empâtement, un engorgement du foie qui datait de six mois et qui ne paraissait pas devoir se terminer spontanément, ni céder aux divers traitements qu'on pouvait lui opposer encore.

Si la réputation des eaux de Vals dans ces sortes d'états morbides n'était point faite, on serait frappé d'étonnement à la vue d'effets si rapides.

Des cas de ce genre se présentent tous les jours à notre observation. On comprend qu'il faille une aptitude bien grande d'un remède pour détruire une maladie chronique contre laquelle les remèdes, en apparence les mieux appropriés, ont complétement échoué.

Comment arrive la guérison ? Est-ce par une perturbation générale de l'organisme ? Est-ce au moyen d'une de ces crises dont la nature nous rend parfois les témoins dans la cure radicale de certaines maladies invétérées ? Nullement ; l'appétit augmente légèrement d'abord, le sommeil suit, les forces reviennent, les urines, les selles se régularisent, et, après quelques jours, la guérison est faite.

Cette action prompte est-elle la règle ? On peut répondre affirmativement s'il s'agit de cas d'obstruction, d'empâtements hépatiques sans modification ou altération moléculaire bien avancée ; s'il s'agit pour guérir de rappeler l'appétit, de solliciter l'estomac, le duodenum qui, à son tour, sans doute, sollicite les canaux cholédoques, en fin de compte, produit un effet qui, de proche en proche, arrive dans la substance même du foie ; s'il s'agit d'opérer dans les humeurs, ces changements exigés par un teint bilieux très-prononcé, inappétence, langue saburrale ou non, mauvaise bouche, sentiment constant de plénitude à l'épigastre, douleur ou gêne vers l'hypocondre droit, constipation plus ou moins forte ; tous ces symptômes durant depuis plusieurs mois ou non, mais ne provoquant pas de réaction fébrile intense, à coup sûr, le traitement de Vals le fait disparaître rapidement.

On ne remarquera pas la même promptitude de guérison dans d'autres états morbides du foie, coïncidant avec des altérations moléculaires ou de textures avancées. Il faut, en général, plusieurs cures pour avoir raison de ces cas pathologiques.

Plus le début de l'affection est voisin du moment où l'on emploie l'eau minérale, plus est grande la chance d'activer la guérison. On ne doit pas oublier que nous ne parlons ici que des états apyrétiques.

Il est de ces engorgements, embarras gastro-hépatiques qui débutent sans fièvre, qui n'en ont pas moins une durée fort longue, et peuvent produire des désordres d'autant plus graves qu'ils sont abandonnés plus longtemps à eux-mêmes. Vals les guérit facilement.

A mon avis, ce n'est pas de savoir depuis quel temps a commencé la maladie, que le médecin de Vals doit se préoccuper; il doit voir du premier coup si la maladie présente quelque chose d'aigu, s'il y a fièvre. Dans ce cas, il y a tout à craindre que les eaux ne réussissent point. Le malaise, l'insomnie, la fièvre enfin, iront en augmentant par l'usage des eaux. J'ai montré déjà que, dans certaines dyspepsies, certaines gastrites, et je montrerai que dans les cystites, catarrhales ou non, une certaine irritation factice des eaux produit de bons résultats. On ne saurait établir la même identité d'action dans l'exaspération que déterminent les eaux dans les maladies du foie avec fièvre.

Cette contre-indication due à l'état fébrile, explique pourquoi de savants auteurs, en s'occupant de la même maladie au point de vue des eaux de Vichy, ont posé cette question : A quelle distance de son début une maladie du foie doit-elle être traitée à Vichy ? et l'ont résolue en posant pour terme l'espace de dix-huit mois à quatre ans.

Nous pensons être plus dans le vrai en avançant que l'on doit traiter par les eaux de Vals une maladie du foie qui se manifeste sans fièvre, le plus tôt possible ; plus on attend, plus on donne au mal le temps de s'accroître.

Quant à la maladie du foie avec symptômes fébriles, soit aigus, soit chroniques, on doit les combattre par des moyens appropriés, et, aussitôt qu'ils sont amendés, on doit recourir à l'eau de Vals.

Dans le cours d'un traitement dirigé contre une hypertrophie ou quelque autre affection plus difficile à déterminer, mais sans fièvre, il arrive souvent qu'on voit cette dernière survenir. Alors, les malades viennent se plaindre d'insomnie, de céphalalgie ; leur pouls est devenu plus fort, plus accéléré ; la peau plus chaude, plus aride ; la langue ou plus jaunâtre ou plus rouge ; dans ce cas, le médecin ne doit point hésiter ; il faut suspendre tout traitement et attendre que tout soit rentré dans l'ordre.

Je suis certain que l'on réussit ainsi à guérir bien des malades qui, rebutés dès le début, n'auraient eu ni l'intelligence de suspendre, ni le courage de reprendre un traitement si actif.

Cette manière de faire réussit surtout, est indispensable même, dans les anciennes affections du foie qui ont résisté à bien des traitements, dont la nature est presque toujours douteuse, qui se décèlent surtout par les symptômes généraux effrayants qui les accompagnent, et pour la désignation desquelles le médecin est trop souvent réduit à écrire ces mots : *Maladie grave du foie;* affections enracinées qui ne cèdent qu'après plusieurs cures aux eaux, qui ne lâchent le terrain que pied à pied, laissant jusqu'à la fin dans le doute sur leur issue, et le médecin et le malade.

C'est dans ces cas de gravité incontestable que l'on constate avec bonheur la puissance d'action des eaux de Vals. Ces maladies graves fournissent souvent un symptôme essentiel à noter. Je veux parler de l'œdème des extrêmités, de l'empâtement hypo-gastrique, de l'épanchement intrà-abdominal. Quand la maladie a déterminé de tels désordres, les bains les augmentent le plus souvent. Les jambes se raidissent de plus en plus et les malades s'effraient. Il faut y renoncer. Même dans ces circonstances, l'eau, à l'intérieur, peut être administrée avec fruit.

Presque tous les malades atteints de ces maladies chroniques sont tombés, par le progrès de leur affection, dans un état de décomposition avancée. L'anémie domine en général; les lèvres, les conjonctives sont exsangues, la peau et les tissus sont mollasses; la nutrition a cessé de se faire normalement, *hepate vitiato, sanguificatio vitiatur.*

Dans ce cas, l'effet des eaux est complexe; il se traduit, d'une part, en opérant la fonte, la résorption des tumeurs ou des parties empâtées, de l'autre, en surexcitant la vitalité endormie de l'estomac; les eaux permettent au tube digestif de fournir des sucs nourriciers meilleurs. Cette fonte des tumeurs par les eaux de Vals n'est point d'observation moderne. Le célèbre médecin d'Arles, Serrier, n'écrivait-il pas, en 1763, dans ses OBSERVATIONES MEDICŒ, à l'article tumeurs des hypocondres : « *Numquid enim multo-* « *ties est observatum hypocondria prædura mollia evasisse* « *aquâ impregnatâ spiritu resolutivo chalybis, aut usu* « *aquarum mineralium* Vallensium, *quœ non caliditate et* « *humiditate hos tumores superant, sed vi insiti salis et* « *spiritus qui insitum cum materiâ crassâ in hypocondriis,* « *resolvit plane, planeque discutit ?* »

Cet hommage rendu à l'efficacité des eaux de Vals démontre clairement que leur vertu résolutive fut une des premières observées.

La résolution n'est pas toujours le phénomène initial. On voit souvent, au contraire, le malade recouvrer de l'appétit, éprouver un commencement d'amélioration marquée dans son état général, dû seulement à la meilleure qualité des sucs nourriciers sortis du tube digestif, sans que, pour cela, la maladie principale, l'altération pathologique, soit en rien modifiée par les eaux, du moins en apparence.

Enfin, tant sont variés les procédés de la nature ! une, deux cures se passeront avec ce mince résultat, l'augmentation de l'appétit, lorsque, après deux ou trois ans de ce traitement, la maladie, entrant dans une nouvelle phase, éprouve des modifications salutaires et inattendues. Le champ d'action des eaux paraît s'être établi dans le foie lui-même ; c'est cet organe qui paraît recevoir tout l'effet du traitement et qui frappe l'observateur.

Il m'a été donné de voir, à Vals, plusieurs malades que j'avais condamnés *in petto* à une mort prochaine et inévitable, présenter la succession des phénomènes que je viens d'énumérer. A chaque saison nouvelle, je les voyais revivre, et l'on ne pouvait, sans parti pris, s'empêcher d'attribuer leur lente guérison à cette révolution périodique imposée à leur organisme, qu'ils venaient annuellement demander aux eaux de Vals.

Malheureusement les données du médecin, pour dire *à priori :* ce malade guérira, ce malade ne guérira pas, sont tellement incertaines, qu'à part quelques cas, classiques pour ainsi dire, il ne règne sur les résultats futurs d'un tel traitement que doute et obscurité.

Telles sont les réflexions que nous inspirent certaines maladies du foie. Dans ce que nous venons de dire, on peut trouver des généralités s'étendant à des cas déterminés. Nous n'avons rien de spécial à ajouter sur l'ictère. Tout médecin saura distinguer aussi bien que nous s'il est ou non de la catégorie de ceux qui doivent être traités à Vals. Nous ne parlons pas non plus des tumeurs spécifiques, dégénérescences ou autres que l'on cherche encore à diagnostiquer et à traiter.

Hépatalgie.

Le foie, comme les autres organes, est soumis à des névralgies. La symptômatologie des coliques hépatiques et de l'hépatalgie n'est pas riche en signes pathognomoniques; il faut cependant accepter de confiance ce qu'en disent les auteurs, et admettre l'hépatalgie par analogie des névralgies avec d'autres organes. C'est encore à l'analogie des eaux de Vals avec celles de Vichy que j'ai recours pour témoigner de l'heureuse influence des premières sur cet état pathologique. J'ai été consulté quelques fois par des malades sujets à des violentes douleurs dans la région du foie et qui n'avaient jamais eu ni ictère, ni traces de calculs ; il était assez rationnel de ranger ces désordres dans la névralgie du foie. Chez eux, l'action des eaux s'est toujours montrée salutaire.

Calculs biliaires.

Nous allons aborder un autre genre pathologique du foie plus facile à traiter, par ce qu'ici la lumière est plus éclatante et que l'on peut, le plus souvent, palper les pièces de conviction. Il est question des calculs biliaires.

Le foie, comme le rein, la vésicule du fiel, les canaux cystiques et cholédoques, comme la vessie, les uretères et le canal de l'urètre peuvent se trouver dépositaires de calculs, de graviers biliaires ou urinaires.

Si le praticien est parfois réduit à soupçonner l'existence de ces corps étrangers, il lui arrive souvent aussi d'avoir sous les yeux la preuve de son diagnostic. Le foie comme le rein laissent en effet échapper fréquemment au dehors ces produits formés dans leur sein.

Les eaux de Vals ont une action directe principalement sur la maladie dont nous nous occupons.

Erreur de la nutrition, résultat d'un vice constitutionnel, le calcul urinaire, comme le calcul du foie, est toujours atteint par l'eau de Vals.

Mis en présence de cette sorte de spécifique, comment se comporte-t-il ? que devient-il ? comment se trouve influencée l'économie ? Question complexe sur laquelle nous allons exposer notre manière de voir.

Les eaux de Vals ont la propriété de provoquer sur place, autour de ces corps étrangers, un travail d'expulsion, travail accompagné souvent de douleurs, et qui parfois s'opère à l'insu, pour ainsi dire, du malade.

Elles sont un véritable critérium des calculs, soit biliaires, soit urinaires. J'ai vu à Vals quelques personnes n'ayant jamais éprouvé de coliques néphrétiques ou hépatiques, mais souffrant néanmoins de malaises gastro-hépatiques de cause inconnue, être prises, au milieu de la cure, de violentes douleurs au côté droit et rendre des calculs par l'anus peu de temps après.

Que les eaux de Vals dissolvent les calculs, je ne le pense pas ; s'il en était ainsi, en effet, on ne s'expliquerait pas pourquoi des calculs volumineux se feraient jour au dehors après des souffrances inouïes ; pourquoi, par exemple, un calcul de 40 ou 50 centigrammes serait expulsé au moment du traitement, après avoir subi, si l'on veut, une dissolution de moitié. Il semblerait plus naturel qu'il eût été expulsé, alors qu'en voie de formation il ne pesait que un ou deux centigrammes et qu'il avait un volume quarante fois moindre.

On doit voir dans ces issues des calculs autre chose que de la dissolution. Il semble que les eaux de Vals ont la propriété de réveiller dans les tissus une propriété expultrice qui les pousse à se débarrasser de ces corps parasites vivant et se développant dans leur sein. Ceci n'explique rien, il est vrai, mais mieux vaut laisser le fait de l'expulsion debout et incontesté que l'amoindrir en lui donnant une explication que rien ne justifie.

Les eaux de Vals changent, modifient la nature des sécrétions, c'est un fait positif. Il ne répugne pas de comprendre que des produits formés dans des conditions données, devenus corps étrangers par le fait du changement de ces mêmes conditions déterminées par les eaux, soient soumis à un travail d'élimination. C'est une loi de l'organisme de se débarrasser de tout ce qui lui est étranger.

Assez de savants dont le nom fait autorité, ont combattu la théorie de la dissòlution ; s'il fallait un témoignage ancien, nous pourrions invoquer celui du médecin Serrier, d'Arles, en appliquant aux productions biliaires ce qu'il disait des calculs du rein ; ayant éprouvé combien étaient efficaces les eaux de *Vals* dans les calculs urinaires, il écrivait : « *Præscribuntur equidem peritis medicis, crebro in hac Provincia* (Provence) *aquæ Vallenses quibus non frangitur equidem calculus sed vi sua abstersiva eluitur a parietibus renum.* »

Le dernier membre de phrase s'explique sur l'action des eaux ; le calcul n'est point brisé, dissous par l'eau de Vals, dit-il, mais il est éliminé par la propre force expultrice, abstersive, force expultrice évidemment réveillée par les eaux.

Les eaux font couler la bile, cela est vrai ; elle a pris des propriétés différentes par le passage, à travers le foie, des éléments minéralisateurs, cela est vrai encore. Quelle influence reçoivent les tissus de ce changement de propriétés ?

Le travail d'élimination n'a pas toujours lieu dans le calme ; souvent même les premières verrées d'eau minérale déterminent vers l'hypocondre droit une tension, un gonflement fort pénible.

Les eaux provoquent sur le foie une excitation à peu près certaine et accompagnée, soit de sensations simplement pénibles, soit de véritables coliques extrêmement douloureuses.

Par les symptômes de congestion que l'on remarque souvent du côté de cet organe, on dirait qu'il devient le siége d'un afflux sanguin, afflux actif, sthénique, nécessaire pour qu'il se livre aux efforts d'expulsion qui vont survenir, comme l'on voit, dans un autre genre, les tissus devenir turgescents, être pris d'inflammation éliminatrice quand ils ont à se débarrasser d'un corps étranger arrivé du dehors.

Quoiqu'il en soit, il est à remarquer que pour cette

maladie, mais sur des malades différents, les eaux ne déterminent pas toujours les mêmes effets.

Tantôt l'effet suivra de près l'administration des eaux, tantôt cet effet ne se manifestera que longtemps après le départ du malade.

La période dans laquelle se trouve la maladie modifie évidemment les phénomènes observés. Ainsi, il est bien probable que l'issue de calculs de la grosseur d'une tête d'épingle ne provoquera pas les désordres et surtout les douleurs que provoquera l'expulsion d'un calcul de la grosseur d'un dé à coudre, comme j'en ai vu.

D'un autre côté, la présence de calculs nombreux et volumineux n'implique pas toujours une douleur considérable. Il n'est pas rare de rencontrer chez des vieillards des vésicules littéralement farcies de ces sortes de productions, sans que rien, dans la santé, ne fasse pressentir leur présence. Il est à croire que les calculs logés là depuis fort longtemps ont acquis droit de domicile, et qu'après avoir plusieurs fois, sans doute, provoqué des coliques, ils finissent par être supportés. On voit tous les jours des corps étrangers séjourner dans les tissus sans provoquer des désordres graves, tandis que sur d'autres individus la présence momentanée des corps, en apparence les plus inoffensifs, est suivie d'accidents funestes.

Nous ne pensons pas que ces douleurs observées tiennent exclusivement, soit à un flot de bile qui arrive plus abondante, soit aux aspérités des calculs; on ne concevrait pas, en admettant une pareille supposition, que ces vésicules distendues par la présence de calculs volumineux puissent, dans certains cas, ne provoquer aucune douleur.

Le calculeux présente, en général, des symptômes variés correspondant aux diverses phases de l'évolution calculeuse.

Dans les débuts, par exemple, on constatera chez lui le tempérament bilieux; ses digestions, son appétit, bons jusque-là, iront en se dérangeant de plus en plus; de là des changements nécessaires dans les fonctions intestinales.

A l'état souvent saburral, pâteux de la langue et de la bouche, à une sensation pénible, vague, mais persistante de la région épigastrique et épihépatique, à un certain état de somnolence, de paresse ou d'engourdissement cérébral qui se manifeste de bonne heure, tous symptômes caractéristiques aussi d'une obstruction hépatique, succède bientôt une aggravation manifeste dans l'état local et général, aggravation symptômatique du développemeut pris par les calculs.

Les symptômes précédents se rapportent, on peut dire, à la période d'incubation calculeuse, période pendant laquelle les humeurs subissent les modifications qui, plus tard, donneront naissance aux produits solides.

Le produit une fois formé, la symptômatologie n'est point changée, elle est aggravée.

Le teint bilieux pourra devenir complétement ictérique. La douleur vague de l'hypocondre pourra devenir suraiguë. Un simple mouvement du corps, le simple contact d'un corps extérieur seront suivis de souffrances atroces, parfois de vomissements, d'ictère général, parfois enfin de calculs rendus par la bouche, beaucoup plus souvent par l'anus.

Contre ce cortége morbide, les eaux de Vals sont toutes puissantes. Nous l'avons dit: les uns, au début, éprouvent du côté du foie l'excitation nécessaire pour expulser les calculs; d'autres, doués d'une réceptivité moins grande, ressentent cette excitation à un degré si prononcé, que, dès les premiers jours, ils se verraient forcés de renoncer à l'usage des eaux, si Vals ne possédait des sources à minéralisation si faible que les tempéraments les plus excitables peuvent les supporter.

C'est dans ces cas surtout où l'hypocondre devient tendu, douloureux aux moindres doses de nos eaux fortes du premier groupe, que les eaux de la *Pauline* deviennent précieuses. Il est rare, en effet, de trouver un seul malade qui ne les supporte facilement. Cette tolérance de quelques jours permet bientôt de s'adresser à celles qui sont plus fortes, comme la *Chloé,* la *Marquise* ou la *Constantine.* Grace à cette graduation, à cette gamme dans nos eaux, le traitement le plus sérieux peut se commencer et se poursuivre sans interruption.

Lorsque la paresse intestinale domine, que l'abdomen est flasque, mollasse, sans ressort, que les chairs présentent aussi cette flaccidité caractéristique d'un long état de souffrance, nous intercalons quelques verrées de l'eau reconstituante du IIIe groupe, la *Saint-Louis,* par exemple, en même temps que nous usons des douches ascendantes minérales froides.

L'état général n'est pas toujours conforme à la description précédente : il n'est pas rare de rencontrer des calculeux qui, tout en portant les attributs du tempérament bilieux, jouissent cependant d'une santé passable et qui ne la voient troublée qu'à de longs intervalles. Chez ceux-là, les eaux fortes provoquent souvent, dès le début, un bien-être innaccoutumé qui se prolonge jusqu'à la fin de la cure ; ou bien, après le premier ou le le deuxième jour, ils voient survenir les accidents aigus auxquels ils sont sujets par intervalles. Dans l'un et l'autre cas, le résultat est favorable. Aussitôt que l'état aigu est passé, le traitement doit être repris.

Cette crise, cet état aigu survient souvent après le départ des malades. Il est inutile de faire remarquer que ces violentes douleurs sont dues probablement toujours au déplacement des calculs, à l'irritation que leur migration détermine dans les tissus.

Une femme de 32 ans environ, ayant tous les attributs du tempérament bilieux, sanguin, d'une constitution forte, souffrait depuis trois ans de douleurs gravatives, dans l'hypocondre droit. L'abdomen était empâté et avait subi un développement considérable, simulant à premièr vue une grossesse avancée; un traitement varié avait été employé, mais toujours avec peu de fruit.

Cette femme vint à Vals en 1860, y fit une première cure de quinze jours, et revint une deuxième fois en septembre. Les premières verrées de la *Chloé* ayant déterminé une tension pénible au niveau de la vésicule, la malade fut mise à l'usage de la *Marie*, qui lui réussit fort bien, et au bout de peu de jours elle s'adressa à la source *Camuse*. L'usage de cette dernière amena la diarrhée qui fit le plus grand bien à la malade.

A son retour, en septembre, l'état général était bien meilleur. La malade prit encore de l'eau de la *Camuse* pendant huit jours.

En octobre suivant, la malade fut prise de douleurs atroces, accompagnées de lipothymies incessantes, sueurs froides, état très-fâcheux. Au milieu de l'état le plus alarmant, alors qu'on la croyait arrivée à son dernier moment, une détente s'opère suivie d'un flux diarrhéique abondant. Ces désordres étaient dus à la migration d'un énorme calcul. Il fut retrouvé, en effet, dans les selles. Il était gros, me dit la malade, comme un dé à coudre. Ce premier fut suivi de cinq autres. Dans la saison de 1861, cette femme m'en remit un moyen. Il pesait 45 centigrammes, et avait les dimensions d'une noisette ordinaire.

En 1862, la malade est revenue prendre les eaux en boisson; elle n'éprouve plus rien au côté. Ajoutons que, de temps à autre, elle a toujours fait usage, à domicile, des eaux de Vals.

A côté de cette observation écourtée, mais suffisante pour faire apprécier l'action à long terme des eaux de Vals, nous pourrions citer l'observation d'une religieuse de Valence qui, après avoir fait une cure à Vals, pour certains troubles gastro-abdominaux mal déterminés, eut trois mois durant, de retour chez elle, des selles entraînant sans cesse des milliers de graviers biliaires.

Nous venons de parler de l'action des eaux de Vals sur le calcul lui-même. Comment se comportent-elles vis-à-vis du calculeux? Car, expulser un calcul, ce n'est point le guérir ; il faut encore prévenir la récidive.

L'expérience prouve qu'à leur action expultrice, les eaux de Vals joignent une action altérante, si l'on veut, action par laquelle le calcul ne se reforme pas, pourvu que leur usage soit convenablement prolongé, et le calcul ne se reforme pas, parce que les eaux ont le pouvoir de détruire tous ces symptômes : empâtement abdominal, inappétence, constipation, langue pâteuse, torpeur, mouvements congestifs du foie, etc., etc., tous symptômes précurseurs de la formation de ces produits au sein de l'organisme.

Nous disons que c'est en vertu de leur action altérante, que les eaux de Vals déterminent la guérison radicale des calculeux. Cette action ne saurait leur être contestée, pas plus que les effets résolutifs, sédatifs, etc., dans des cas donnés.

En considérant les eaux de Vals comme un tout indivisible, comme un médicament simple, quoique très-composé d'éléments divers, on est forcé de leur reconnaître des vertus différentes, selon les cas.

On peut dire que, si elles sont ce qu'elles sont, elles sont aussi ce que les fait la maladie; il serait difficile à un sujet anémique, émacié par la maladie, de reconnaître sur lui-même l'action fondante ou résolutive de nos eaux; mais que cet anémique use modérément des eaux de la *Chloé*, par exemple, qu'il prenne des bains d'eau minérale, et bientôt à la vigueur qu'il va voir renaître, aux couleurs rosées des muqueuses, à l'appétit, au contentement qui va se manifester, il reconnaîtra la propriété reconstituante des eaux de Vals.

Au contraire, le goutteux impotent, l'homme atteint d'une

hypertrophie du foie, constateront sur eux-mêmes leurs effets altérants et résolutifs.

Les eaux frappent à toutes les portes, disait Bordeu, à propos des eaux minérales des Pyrénées. Nous avons ajouté ailleurs qu'il est naturel que la porte la moins solide soit la première ouverte, ou que la plus faible ressente le plus tôt leur choc.

Qu'un homme en parfaite santé prenne pendant quinze jours quelques verrées d'eau de Vals, il ne s'en trouvera pas sensiblement modifié; il ne saura dire si elles ont agi sur lui comme altérantes, résolutives ou sédatives. Mais que ce même homme soit atteint d'hypertrophie du foie, les eaux aussitôt semblent prendre la direction de cet organe et vont opérer sur lui des effets fondants et résolutifs.

En résumé, c'est dans les maladies du système hépatique que les eaux de Vals se montrent surtout puissantes; leur riche minéralisation explique de pareils résultats. Toutefois, n'oublions pas que cette richesse même serait un obstacle à bien des guérisons, si la nature n'eût fait couler à côté des sources les plus fortes connues, d'autres fontaines, la *Pauline* et la source des *Convalescents*, par exemple, dont les faibles minéralisations sont indispensables, alors que les eaux fortes, provoquant une excitation trop intense, ne sauraient être supportées, et forceraient les malades à abandonner complétement le traitement commencé.

Nous avons dit, à propos des maladies de l'estomac, combien l'existence de ces sources variées dans leur composition était précieuse aux malades, nous aurons occasion de revenir encore sur cette heureuse disposition quand nous traiterons des maladies de l'appareil génito-urinaire.

CHAPITRE VI

Maladies des organes genito-urinaires.

Il est remarquable que les premières observations recueillies sur l'action des eaux de Vals portent sur les maladies des organes génito-urinaires. Nous voyons en 1610, au lendemain de la découverte des eaux minérales, un conseiller du roi, Président au Parlement de Grenoble, Claude Expilly, entonner une hymne de reconnaissance à ce qu'il appelle ses *saintes tutélaires*. Opéré de la pierre en 1609, et son calcul se reformant, les médecins l'envoyèrent à Vals ; il vint s'y traiter avec la *Marie* ou la *Marquise*, pendant deux annés consécutives, et il fut si bien guéri, qu'il ne mourut que 28 ans après, à l'âge de 75 ans.

Plus tard, en 1673, nous voyons dans Serrier Trophime, d'Arles, cette phrase que nous avons déjà citée comme un témoignage de la non dissolution des calculs par les eaux alcalines et qui se rapporte surtout aux calculs de la vessie : « *Præscribuntur equidem peritis medicis, præter commemorata præsidia, crebro in hac provincia* (Provence) *aquæ Vallenses, quibus non frangitur equidem calculus, sed vi sua abster siva eluitur a parietibus renum.* »

Voyons à notre tour comment se comportent les eaux de Vals dans quelques-unes des maladies dont l'appareil génito-urinaire peut être affecté.

Calculs des reins et de la vessie. — Coliques néphrétiques.

La citation que nous avons empruntée tout à l'heure à Serrier, d'Arles, résume exactement l'action des eaux sur la gravelle. Les eaux de Vals, dit-il, ne dissolvent pas, ne brisent pas le calcul ; mais il est expulsé par leur propre force abstersive.

Le sable, les graviers, en effet, qu'ils soient aux reins ou dans la vessie, disparaissent comme par enchantement après quelques verrées d'eau de Vals. Je connais plusieurs malades qui, arrivés à Vals avec des urines charriant beaucoup de sable rouge, les avaient le lendemain pures de tout dépôt.

Ce que Serrier ne dit point, malgré son importance, c'est qu'une fois sorti, le gravier ne se reforme pas, pourvu que l'on fasse usage des eaux un temps suffisamment prolongé. Aujourd'hui, je connais plusieurs graveleux qui ne se livraient pas une fois à la fatigue, à un écart de régime, sans souffrir des reins, et sans avoir du sable dans leurs urines, et qui sont affranchis de cette incommodité, en faisant usage, à domicile, des eaux de Vals, par intervalles plus ou moins éloignés.

J'en vois revenir chaque année qui, sans boire chez eux de l'eau de Vals, me racontent qu'au moyen d'une vingtaine de jours passés à Vals, ils sont débarrassés de ces coliques néphrétiques dont il ne parlent qu'avec terreur.

Il serait oiseux de s'appesantir sur ce sujet. Chacun sait que les coliques néphrétiques, comme les coliques hépatiques, sont du domaine spécial des eaux bi-carbonatées sodiques.

Il peut arriver que l'on ait à faire à un calcul tellement gros qu'il ne puisse traverser les conduits pour arriver au dehors ; dans ces cas-là même, les eaux de Vals sont efficaces.

Il arrive, en effet, d'une part, que le calcul ne s'accroît plus à cause des modifications survenues dans l'économie ; il ne se trouve plus dans le même milieu ; les humeurs ont changé de caractère, elles sont devenues normales. D'autre part, les tissus eux-mêmes sont influencés d'une autre manière; ils ne réagissent pas si violemment contre la présence de ces corps solides. J'ai pu constater quelquefois, mais d'une manière palpable, cette tolérance qui survenait à la suite du traitement de Vals. M. Herpin, de Metz, fait jouer dans ces cas un grand rôle à l'acide carbonique des eaux qui, introduit dans l'économie, y joue le rôle de sédatif par excellence.

Quelque grande que soit l'efficacité des eaux de Vals, les malades ne doivent point oublier que cette diathèse calculeuse est tenace, qu'elle est liée fréquemment à leur nature intime, que le germe de leur maladie a été le plus souvent puisé aux sources mêmes de leur vie, conditions qui font trop souvent de cette affection un ennemi à tenir impuissant plutôt qu'à détruire.

Aussi est-ce un conseil devenu banal que de recommander aux malades l'usage prolongé, suspendu, repris, des eaux de Vals ; c'est le secret d'obtenir toujours des améliorations et quelquefois des guérisons sans récidives.

Les sources faibles de Vals sont d'un grand service au calculeux : quand le malade s'est saturé d'eau minérale forte pendant vingt ou trente jours, quand il éprouve un dégoût insurmontable pour cette boisson, il ne lui reste qu'à partir ; mais bientôt il doit reprendre son traitement. C'est alors que les eaux de la source *Pauline* (1) doivent être employées. Par leurs propriétés légèrement stimulantes qui ne fatiguent nullement les organes digestifs, elle suffisent pour prolonger aussi longtemps que l'on veut un traitement indispensable.

Sous leur influence, les urines reprennent leur qualités normales ; l'économie subit, sans qu'on s'en doute, les modifications qui restituent aux solides et aux liquides la rectitude qu'ils n'auraient jamais dû perdre. Dans tout ce qui

(1) Les proportions très-sensibles de lithine que renferme cette source la recommandent particulièrement dans cette maladie.

précéde, nous avons supposé le cas de calcul ou de sable le plus commun, il est vrai, mais aussi le plus simple; il arrive que les choses ne se passent pas toujours ainsi, et que l'excessive susceptibilité que nous avons notée pour les calculs hépatiques, se montre avec non moins d'intensité dans les calculs du rein et de la vessie.

Les eaux fortes du premier groupe ne sont point toujours supportées facilement. Si l'estomac les tolère, leur passage à travers les organes urinaires est accompagné d'excitation telle que le traitement serait forcément suspendu, si l'on n'avait la ressource des eaux faibles.

Bientôt, en parlant des catarrhes de la vessie, nous aurons à parler plus au long de cette heureuse graduation dans la minéralisation de nos eaux. On ne saurait trop revenir sur une telle disposition.

Est-il nécessaire que la diathèse calculeuse soit bien la diathèse urique ; en un mot, qu'il y ait dans les organes urinaires ou dans le sang, des acides à neutraliser pour que les eaux de Vals soient indiquées ? je ne le pense pas. La rareté des calculs d'oxalate de chaux et même de phosphate ammoniaco-magnésien ne permet point de se faire une opinion basée sur un grand nombre d'observations ; mais j'ai vu quelques cas de gravelle blanche entraînée par les urines sous l'influence des eaux de Vals qui suffisent pour justifier cette assertion.

L'action dissolvante des eaux est devenue plus que problématique, leur action expultrice est incontestable. C'est en agissant sur les tissus, sur la crase du sang plutôt que sur la pierre qu'elles sont actives. Comment expliquerait-on l'action incontestable d'autres eaux minérales de composition différente ?

Les iatrochimistes peuvent craindre que, sous l'influence d'eaux aussi chargées en soude, la gravelle blanche ne s'augmente par dépôts sucessifs ; mais l'expérience journalière fait bonne justice de ces craintes. Aussi le bourg de

Vals compte parmi ses habitants plus de trois cents personnes qui font un usage habituel de l'eau minérale à leurs repas ; or, je n'en ai pas vu une seule qui fût atteinte de gravelle. Je me trompe : en douze ans de pratique dans le pays, j'ai vu une pauvre femme atteinte d'un énorme calcul ammonniaco-magnésien gros comme une orange de volume moyen. Mes confrères d'Aubenas et moi nous opérâmes cette malheureuse à l'hôpital. Elle guérit et vit encore. Or, cette femme n'avait pas bu dix litres d'eau minérale en sa vie.

Il y a, dans l'action des eaux de Vals sur l'économie, une action vitale qui n'obéit pas aux lois de la chimie telles que nous les connaissons. L'alcalin que j'ingère modifie les divers systèmes à sa manière.

Si la diathèse dominante chez moi fait que des matières azotées s'accumulent, pour ne plus les quitter, autour de mes articulations, à chaque attaque de goutte, tandis que celles de mon voisin deviennent nettes bientôt après une jetée non moins considérable des mêmes matières ; si, après avoir uriné fort longtemps de la gravelle, je la vois disparaître tout à coup, et que, peu de temps après, mes articulations se prennent, il faut bien reconnaître que je ne suis pas complétement fait comme l'autre goutteux, mon voisin, ni comme tous les goutteux de la terre, car tous n'ont pas des tophus.

Et s'il fallait recourir à un argument tiré d'un autre ordre d'idées, la chimie nous enseigne que les calculs de phosphate de chaux et de phosphate ammoniaco-magnésien, insolubles dans les alcalis, sont attaquables par l'acide carbonique. Or, ce gaz est en assez grande abondance dans nos eaux bi-carbonatées, pour lui reconnaître une certaine importance.

« Les éléments minéralisateurs essentiels de l'eau de « Vichy sont la soude et l'acide carbonique. Auquel de ces « deux agents faut-il attribuer les résultats obtenus ? Est-

« ce à la soude ? non, car les calculs de phosphate de « chaux et de phosphate ammoniaco-magnésien ne sont « pas solubles dans la potasse et les alcalis (M. Pelouze), « tandis qu'ils sont attaquables par l'acide carbonique ; il « est évident qu'ils ont été attaqués par cet acide.

« C'est donc l'acide carbonique et non l'alcali de la « source de Vichy qui est le véritable agent de la disso- « lution des calculs phosphatiques (Herpin de Metz). »

A ce plaidoyer sur l'efficacité des eaux de Vals dans la gravelle blanche, il vaudrait mieux joindre quelques observations complètes. Les faits nous manquent, il est vrai. J'ai vu peu de cas de gravelle blanche, mais le petit nombre que j'ai vu, loin de se trouver aggravés, accusaient la même amélioration que ceux qui ont une gravelle d'acide urique. Sur l'un d'eux, le dépôt fut singulièrement augmenté pendant quelques jours par l'usage des eaux, puis il disparut presque complétement. Je n'ai pas eu de nouvelles ultérieures.

Un peu plus loin, je citerai l'observation d'un prêtre atteint de calcul de phosphate ammoniaco-magnésien, pour lequel il avait subi plusieurs fois l'opération de la lithotritie et qui vint se traiter à Vals, dans la saison de 1864.

Cystite. — Catarrhe de la vessie.

La vessie, comme les reins, présente parfois une susceptibilité telle que les moindres doses d'eaux minérales réveillent de la douleur. Cette inflammation peut tenir à la présence de sables ou de calculs, ou être la cause de leur formation. Dans les deux cas, il y a cystite.

Généralement l'eau de Vals doit être administrée avec prudence et parcimonie, pour éviter cet excès d'inflammation qui, provoquant des douleurs plus violentes, de la fièvre, de l'agitation, rendrait tout traitement impossible.

C'est surtout dans ces moments critiques pour le malade que le médecin est heureux d'avoir sous la main les eaux faibles du deuxième groupe. Grâce à elles, les traitements les plus délicats peuvent êtres menés à bonne fin. C'est surtout aussi dans les maladies de la vessie, qu'il est nécessaire d'aller graduellement, de pouvoir s'arrêter à temps pour ne pas dépasser un certain but d'excitation au-delà duquel se rencontre une aggravatiou irremédiable.

Aussi, que se passe-t-il à Vals sur les malades qui ont le bon sens de se soumettre aux prescriptions du médecin? après quelques jours de l'usage des eaux faibles; la receptivité vésicale est connue, on peut donc augmenter ou diminuer les doses, prescrire des eaux plus minéralisées; et alors de la période d'excitation thérapeutique, sort la période sédative qui est la guérison. En deux mots, au travail de substitution modérée recherché dans l'action des eaux, succède le plus souvent la guérison. A moins qu'il n'ait beaucoup de temps à passer aux eaux, le malade est obligé d'aller attendre chez lui l'instant qui doit succéder à cette excitation factice.

Hématurie.

L'hématurie peut tenir à plusieurs causes, comme le savent tous les médecins.

Personnellement nous n'avons aucun renseignement à consigner ici touchant les rapports de cette maladie avec les eaux de Vals.

Alibert, dans l'article de son précis qui concerne Vals, écrit les lignes suivantes : « ...... Les éloges que les « auteurs donnent de Vals sont mérités...... J'ai donné « des soins à un individu sexagénaire sujet à une héma- « turie chronique déterminée par des varices à la vessie « urinaire, affection qui l'avait singulièrement affaibli,

« et pour laquelle il avait inutilement tenté tous les moyens « employés en pareil cas. Les eaux de Vals, qu'il but pen- « dant deux saisons consécutives, lui procurèrent un « soulagement qu'il n'attendait pas et qui fut assez « durable. »

Prostatite.

Il existe un état particulier des voies urinaires, dans lequel les malades, ordinairement de vie sédentaire, de corpulence considérable, habitués à un régime succulent, éprouvent certaines difficultés dans l'émission, parfois même des arrêts pénibles.

J'ai observé plusieurs de ces indispositions que je considère comme liées à une hypertrophie légère de la prostate, opinion que partageaient les médecins qui m'adressaient les malades.

Les eaux de Vals en boissons et en bains ont une influence marquée sur ces sortes de maladies.

Les malades, après quelques jours, repartent satisfaits du résultat. C'est un fait que j'ai constaté bien des fois.

Spermatorrhée. — Incontinence d'urine.

Nous ne parlerions pas ici de ces deux symptômes, si nous n'avions eu l'occasion fréquente de les observer à Vals.

Les eaux de Vals agissent ici comme agirait toute médication capable de reconstituer, de tonifier des organes épuisés, de donner du ton à des sphincters trop lâches par une action directe, locale ou par une action générale.

CHAPITRE VII

Maladies de la matrice.

De toutes les maladies qui affligent la femme, les maladies de l'utérus sont peut-être celles qui sont le plus tributaires des eaux de Vals : plus souvent symptôme d'une affection générale que cause elle-même de cette affection ou disposition organique, la lésion locale, si elle n'est pas à négliger complétement, s'amende le plus fréquemment sous l'influence d'un traitement qui, pour des yeux inexpérimentés, lui serait complétement étranger. Cette proposition recevra dans le courant de cet article des développements qui la rendront plus évidente.

En thèse générale, la maladie de l'utérus que l'on va traiter aux eaux minérales ne se présente jamais isolée. La constitution est toujours plus ou moins partie intéressée : soit que la lésion de l'organe soit primitive ou secondaire, l'état général doit attirer le premier l'attention. On conçoit à peine, en effet, une maladie de la matrice existant depuis quelque temps, en dehors de toute cause étrangère et de tout retentissement sur l'économie.

Nous ne passerons pas en revue toutes les divisions et subdivisions créées sur les altérations diverses qui peuvent atteindre la matrice et ses annexes.

Quelle que soit la lésion locale, si la malade est faible, atonique ; si l'estomac se débarrasse péniblement des aliments ; si le sang menstruel, trop pauvre, se montre irrégulièrement ou difficilement, ou nullement ; si le sujet présente ce lymphatisme prononcé, si commun dans les maladies de ce genre ; qu'il n'ait pas les attributs d'un tempérament sanguin exagéré, quoique l'état nerveux soit manifeste ; qu'il y ait ce qu'on a appelé dernièrement nevrosisme marqué; si les fonctions en général sont languissantes; si des troubles névro-pathiques sont liés à cet état; *a priori,* les eaux de Vals seront utiles.

La malade qui vient à Vals avec une affection utérine accompagnée des symptômes généraux dont nous venons de parler, subit une médication variée dont chacune des parties est également favorable à sa maladie.

Les bains alcalins occupent le premier rang. Grâce à l'excitation cutanée qu'ils provoquent, le bien-être général se manifeste promptement, les téguments reprennent de l'activité; ils sont tirés de la torpeur dans laquelle ils restaient depuis longtemps; leurs fonctions ne tardent pas à devenir normales.

La muqueuse utéro-vaginale, par son contact prolongé avec les principes salins du bain, retrouve, elle aussi, le ton et l'énergie qui lui manquaient.

On remarque assez souvent que les leucorrhées anciennes sont augmentées par les premiers bains pour disparaître bientôt après. Alors, on voit s'évanouir peu à peu la douleur des reins, le sentiment de pesanteur dans le bassin; la marche devient plus facile.

Quand le sujet présente un nevrosisme développé, ce premier effet est souvent remplacé, au contraire, par du brisement dans les membres inférieurs surtout, qui amènerait le découragement, si l'expérience n'avait appris que cet effet est passager, et qu'en mitigeant les premiers bains suivants, on le fera disparaître.

Cependant la malade boit à table l'eau légèrement excitante du deuxième groupe, ou l'eau très-reconstituante du troisième. L'appétit renaît sous leur influence; plus tard, les eaux fortes du premier groupe achèvent la guérison.

Le traitement demande ici une attention très-minutieuse. Avant que le médecin ait pu faire entrer la malade dans une voie franche, il a à faire bien des marches et contre-marches; de petites, de très-petites doses d'eau alcaline doivent être d'abord administrées.

Il est rare, surtout depuis que les propriétés reconstituantes du troisième groupe nous sont connues, il est rare, disons-nous, que les malades de cette classe ne fassent pas usage de cette eau éminemment tonique. Elle est trouvée agréable au goût, et l'on ne tarde pas à s'apercevoir de ses effets franchement reconstituants.

J'ai dirigé bien des traitements pour maladie utérine, et, à part des cas qui ne rentraient pas dans la catégorie que j'ai établie plus haut, j'ai vu presque toujours des résultats surprenants suivre la médication variée que l'on applique aux malades. C'est que les ressources de Vals, on ne doit point l'oublier, ne sont point uniques (1).

Le bain minéral est très-excitant. Les eaux fortes sont capables de déterminer les effets les plus prononcés, si le tempérament ou la constitution le comportent, tandis que les eaux faibles interviennent dans les cas où les symptômes nerveux hystériformes rendent les premières inapplicables.

Enfin que de fois, dans cette classe de maladies à manifestations nerveuses si bizarres, n'avons-nous pas trouvé des cas totalement réfractaires à toute espèce de boisson gazeuse alcaline ! L'eau du troisième groupe, la *Saint-Louis*, par exemple, différente en tous points des précédentes, les suppléait très-avantageusement. Cette dernière, nous l'employons encore avec fruit en injections vaginales; localement, elle sert de modificateur par l'astringence qui lui est inhérente; car, de même que son contact ramène à une période de réparation les vieilles blépharites, de même elle modifie les inflammations des muqueuses du col et du vagin. Nous l'avons vue sou-

(1) Voir, plus loin, quelle est l'influence du bain de la *Saint-Louis*.

vent amener la cicatrisation et la disparition de certains états ulcéreux et fongueux de ces organes. Cette action est même assez puissante pour qu'il soit nécessaire d'agir avec précaution, car des injections trop souvent répétées, outrepassant le but, détermineraient une inflammation aiguë qui ne serait pas sans danger.

Telles sont les diverses indications que l'on peut remplir à Vals.

D'une manière générale, l'utérus subit les modifications que nous avons vu survenir dans d'autres organes. Les engorgements, hypertrophies, se dissipent; les lésions atoniques, ulcérations, érosions, fongosités, granulations, etc., disparaissent également sous l'influence du traitement topique et général de Vals.

Depuis dix ans, j'ai le plaisir d'assister à un cas remarquable de résolution de tumeur de l'ovaire, et d'apprécier d'année en année les fruits du traitement de Vals. C'est le fait le plus évident qui se soit montré à mon observation; c'est aussi la plus belle guérison de maladie de l'utérus ou de ses annexes que je puisse consigner ici.

1er *juillet* 1858. — Une dame de quarante et un ans, d'un tempérament lymphatique nerveux, constitution moyenne, mère d'un enfant, souffre depuis douze ans. Il y a dix ans qu'une tumeur s'est déclarée sur le côté droit de l'abdomen; sa présence n'a pu être constatée qu'alors. Elle était très-mobile, très-douloureuse au toucher, dure et presque lisse sur toutes ses faces; parfois, toujours au dire de la malade, qui est fort intelligente, cette tumeur se perdait dans le ventre.

Depuis quatre ans, la tumeur est fixe, c'est-à-dire qu'elle ne se perd plus jamais. Cette circonstance doit tenir à son plus grand volume ou à de nouvelles adhérences. Par intervalles, elle y éprouve des élancements. Aujourd'hui, une forte pression détermine de la douleur; la constipation habituelle a aussi cessé, par le changement de rapports de la tumeur, sans doute. Menstruation irrégulière; quelques gouttes de sang paraissent de temps à autre.

La malade fut longtemps retenue au lit. Elle ne pouvait lever les bras, les étendre, etc., sans éprouver une vive souffrance au côté droit.

Viricel, de Lyon, la vit un des premiers; son diagnostic fut : tumeur de l'ovaire grosse comme une grosse orange. Cette tumeur fait même relief sous les couvertures du lit modérément tendues. La matrice est déviée à gauche, mais la malade ne souffre plus comme autrefois. La marche, quoique pénible, est possible; la pression doit être forte pour déterminer de la douleur. Depuis Viricel, la tumeur ne paraît pas avoir gagné beaucoup de volume.

Arrivée à Vals le 1er juillet 1858, avant le 13, plusieurs apparitions menstruelles avaient eu lieu; mais, ce jour-là, les règles s'établissent : maux de cœur, fatigue générale, rien du côté de la tumeur.

16. Éclairs de douleur dans la tumeur, inconnus jusque-là à la malade, qui a toujours fort bien analysé son état.

30. Ces sensations de reptation dans la tumeur, ces éclairs de légère douleur, n'ont point cessé depuis le 16.

Sans autre phénomène marquant, la tumeur a beaucoup diminué dans son volume. La malade a pris vingt-cinq bains et de quatre à huit verres de *Chloé* par jour. Elle pense que cette tumeur a diminué de moitié.

1859. La malade revient prendre vingt-cinq bains et l'usage de la *Chloé*. L'année s'est écoulée avec un amendement sensible. La tumeur parut encore aller en diminuant pendant quelque temps, puis tout devint stationnaire. L'état général est bien meilleur.

1860. Dans le courant de l'année, les règles, qui apparaissaient souvent fort irrégulières, se sont supprimées depuis six mois. Sauf quelques bouffées de chaleur, tout s'est bien passé. La tumeur est allée encore en diminuant; cependant la malade trouve que, depuis un mois, elle a gagné en volume. Elle persiste à être beaucoup plus molle. Le traitement est le même que les années précédentes.

Arrivée à Vals le 6 juillet 1859. Le 10, le côté va mieux; le 17, il semble que la tumeur a diminué.

20. J'examine moi-même; la tumeur est à peine sensible, elle n'est pas grosse comme une demi-amande.

En 1860 comme en 1861, pendant tout le temps de la cure, les mouvements de reptation déjà notés se font sentir dans la tumeur. Aujourd'hui, la malade est certaine, comme moi, que ces mouvements sont le signe de sa diminution.

1861, 9 *juillet* (4e année).—On ne trouve plus la tumeur. La matrice est en antéversion, le col fortement en arrière; urines fréquentes, douleurs de reins.

L'état général a été bon toute l'année, malgré les tiraillements éprouvés dans le bassin. Il faut noter que la malade, à son retour de Vals, se fatigua beaucoup. La tumeur s'étant fondue, il est probable que les ligaments, autrefois distendus par sa présence, n'ont pas assez de force pour soutenir la matrice.

1862. Même état. La malade seule a le sentiment de quelque chose d'insolite dans le lieu occupé autrefois par la tumeur. Plus de douleurs de reins, plus de tiraillements.

1864. Depuis deux ans, l'état local est le même. La malade n'est pas venue en 1863. Il lui semble sentir parfois quelque chose au côté; c'est par prudence qu'elle revient.

Je n'ai pas de réflexions à ajouter. En quatre ans, cette tumeur de l'ovaire, grosse comme une grosse orange, disparut sous l'influence des eaux de Vals.

Je pourrais faire suivre cette observation de relations concernant des métrites chroniques avec augmentation de volume de l'utérus et le cortége habituel de symptômes qui, grâce au traitement fait à Vals, gagnent chaque année une certaine amélioration.

Que dire des divers déplacements, déviations, inflexions de la totalité ou d'une partie de la matrice?

L'observation précédente nous montre une antéversion par relâchement des ligaments; une cure de plus corrige cet état, fait disparaître les difficultés de la marche, les maux de reins. Pourquoi? parce que la matrice retrouva dans l'usage des eaux du ton pour ses supports et qu'elle reprit sa place normale.

Chaque année nous voyons de ces déplacements utérins gênant la marche, provoquant des tiraillements aux aînes, aux reins, produisant des leucorrhées débilitantes, s'amender à Vals pour disparaître le plus souvent un peu plus tard.

Nous en avons dit assez sur l'action générale des eaux pour que le praticien n'ait pas à s'étonner de tels résultats.

Stérilité.

Après tout ce que nous avons dit sur les maladies des organes génito-urinaires de l'homme et de la femme, il ne nous reste presque rien à ajouter sur le sujet qui nous occupe maintenant. Nous n'en aurions même pas fait une mention spéciale, si nous n'observions pas, chaque année, quelques cas de stérilité qui doivent leur guérison à l'influence des eaux.

Rendre aux organes le ton qui leur manque, donner à l'organisme entier une excitation salutaire qui fasse cesser la faiblesse dans laquelle il restait, résoudre des engorgements utérins ou prostatiques, faire disparaître des ulcérations, des fongosités faisant d'un col utérin, d'un museau de tanche, un foyer d'écoulement leucorrhéique, etc., etc., n'est-ce pas guérir la stérilité?

La gravité du sujet nous donne peut-être le droit de sortir une fois du terrain des eaux de Vals. Quoique nous ne nous connaissions aucune compétence spéciale, nous ne pouvons nous empêcher de signaler un fait qui pourrait bien être la cause de regrettables erreurs.

Très-généralement, si un ménage est privé d'enfants, la faute est rejetée sur la femme. Il serait bien possible que cette opinion ne fût que l'expression d'une erreur dont la royauté de l'homme se fait un manteau pour cacher sa faiblesse.

Voici comment s'exprime un auteur anglais :

« Welster affirme que la stérilité provient beaucoup plus « souvent du fait de l'homme que de celui de la femme. « Il a observé, dit-il, plus de trois cents ménages qui sont « restés sans enfants et dont la femme en a eu après être « devenue veuve et s'être remariée ; tandis qu'il n'a vu « qu'une fois l'homme resté sans enfants avec sa première « femme en avoir après s'être remarié. Il déclare n'avoir « fait entrer dans ce compte que les époux qui ont vécu « ensemble pendant cinq ans au moins. »

Il nous reste à parler d'autres maladies dont le siége est encore indéterminé ou qui est partout, maladies générales, *totius substantiæ,* ou mal localisées. Nous nous proposons d'en traiter dans leurs rapports avec l'eau de Vals, comme nous l'avons fait jusqu'ici pour les autres maladies.

CHAPITRE VIII.

Goutte.

La goutte du goutteux n'est point la goutte du médecin. Le goutteux voit tout son mal dans les tophus qui distordent ses articulations, dans les gonflements articulaires répétés qui le clouent trop souvent au lit. Aussi, les remèdes qui sont réputés apaiser ces manifestations sont-ils courus à outrance.

Le médecin, au contraire, a pour mission bien plus sérieuse de chercher à prévenir de telles manifestations. Où gît la goutte? ou mieux, gît-elle dans un organe unique, dans un seul liquide de l'économie? Ses manifestations ne sont-elles pas plutôt le résultat fâcheux d'une synergie morbide de tout l'organisme?

A la voir survenir chez toute espèce de tempérament, à la voir réfractaire à mille et mille moyens employés, en constatant son absence, quoi que l'on en dise, dans la classe la plus malheureuse de la société, on est forcé de rechercher dans les moyens généraux, dans les grands modificateurs de l'organisme, ce qui peut être utile aux malades.

Ceci posé, nous sommes plus à l'aise pour avancer que les eaux de Vals sont susceptibles d'améliorer, de soulager, de guérir même les goutteux. Tous les goutteux? Non, parce que les eaux de Vals, quoique remarquables par leur diversité et par les indications nombreuses qu'elles remplissent, ne les remplissent pas toutes; tandis que nous pensons que la classe des goutteux, prise en général, a besoin pour être soulagée, de mettre à son service toutes les ressources de la thérapeutique, quelque variées qu'elles soient, chacune dans des cas déterminés. En d'autres termes, les goutteux ne se ressemblent pas par cette raison qu'ils sont goutteux.

La goutte, étudiée au point de vue des eaux de Vals, doit sortir du cadre restreint où des hommes de grand mérite l'avaient pour ainsi dire circonscrite. Que les malades et les médecins ne voient plus seulement ici des dissolutions à opérer. Avant ces amas de tophus qui frappent nos yeux, il y a eu un travail, une déviation des forces actives, n'importe le nom, et c'est dans ce travail, c'est dans cette déviation qu'était le mal; c'est là que devait porter le remède.

Chaque goutteux présente donc un certain nombre d'indications à remplir. Pour nous, nous sommes de ceux qui croient à cet entrelacement des diathèses, en vertu duquel un calcul hépatique, un calcul urinaire, un asthme, une dartre même, etc., sont l'avant-garde d'une manifestation goutteuse classique. Le sujet, qu'il présente l'une ou l'autre de ces manifestations, est un goutteux pour nous. Une fois la goutte régulière établie chez lui, il n'aura plus d'autres manifestations goutteuses. C'est dans ce sens, c'est dans le sens de ces manifestations goutteuses protéiformes que les eaux de Vals guérissent la goutte.

Un homme d'une cinquantaine d'années, riche, d'un bon appétit, mais ne se livrant pas à des excès de table, adonné au plaisir de la chasse, s'aperçut, au milieu de la plus florissante santé, que ses urines laissaient déposer une abondante quantité de sable urique ; en même temps, il ressentait une faiblesse marquée dans les reins. Ce sable, après s'être montré huit ou dix mois consécutifs, disparut comme il était venu, sans cause connue.

Un an après, survient un engorgement fort douloureux des articulations du coude-pied et du genou. Le malade marche tres-péniblement; c'est à peine s'il peut aller à cinq cents mètres de distance, et encore avec une difficulté infinie. Il arrive à Vals dans cet état. Au bout de vingt jours, toute douleur avait disparu, l'engorgement avait cessé, et le malade faisait plusieurs kilomètres à pied, sans peine et sans fatigue. Nous revoyons le même malade depuis plusieurs années; il se rend annuellement à Vals, mais il n'a plus rien ressenti.

Voilà un goutteux que les eaux de Vals ont guéri.

Quand un podagre se présente à ma consultation, je ne le renvoie pas ; il peut trouver à Vals de quoi se soulager, mais j'examine quelles indications sont à remplir. Tel ne fait que boire, tel ne fait que se baigner ; celui-ci boit les eaux faibles, celui-là les eaux fortes, même les eaux reconstituantes de la *Saint-Louis.*

Je n'ai point la prétention d'écrire pour ébranler ou pour déplacer l'affluence des goutteux. Il faut qu'ils sachent seulement que Vals leur présente, au suprême degré, les moyens de remplir le plus des indications que réclame leur état.

Je termine, en plaçant sous les yeux du lecteur ce que j'écrivais, en 1861, à l'Académie de Médecine, dans un rapport que ce corps savant voulut bien recommander par une distinction honorifique.

« Je ne sais si l'on ne range pas sous la bannière « de la goutte des maladies disparates. En admettant les « idées qui ont le plus généralement cours sur la matière, « je puis affirmer que les eaux de Vals guérissent la goutte ; « mais faisons tout de suite nos réserves. J'ai vu des po- « dagres, des malheureux noués dans toutes leurs petites « articulations, boire à flots nos eaux les plus fortes, se « baigner le plus longtemps possible. Malgré leur dire, « malgré l'illusion dans laquelle ils se complaisaient, je n'en « ai pas vu guérir, mais j'en ai vu bon nombre se trouver « soulagés plus tard, s'apercevoir que leurs accès étaient « moins fréquents.

« A côté de ces cas réfractaires, il est une autre goutte, « goutte irrégulière, si l'on veut, dont on peut espérer la « guérison. (*Voir la dernière observation*).

« Un autre, atteint de goutte régulière, voit, sans cause « connue, ses accès s'arrêter et son appétit disparaître. Il « vient à Vals, et, avant peu, l'appétit, un appétit qu'il ne « connaissait plus depuis longtemps, se manifeste pour ne « plus se démentir.

« Je connais la fille d'un père et d'une mère morts gout- « teux, tophacés dans la force du terme. Elle contracta « une névralgie sciatique que les traitements les plus « variés n'amendaient point Quelques jours de Vals la

« guérirent, et, depuis dix ans, elle n'a plus rien éprouvé. »

Aberration de sécrétion, vice de la nutrition, crise salutaire ou non, la goutte est un Protée qu'un remède unique ne guérira jamais sans doute, mais que des médicaments variés pourront amender. Vals permet les plus importantes de ces médications.

CHAPITRE IX.

Anémie.— Chloro-Anémie.— Débilité générale.

A mesure que l'on avance dans l'étude des eaux de Vals, le cadre des maladies, en se restreignant, amène des répétitions forcées.

En parlant des bains, nous avons dit leur vertu excitante, tonique, sédative même pour certains états morbides, dans lesquels l'extrême faiblesse joue le rôle d'excitant permanent. Nous nous sommes attachés à montrer qu'il ne répugnait pas à la raison de voir, dans le même médicament, un agent déterminant des effets contraires, en apparence il est vrai, mais au fond parfaitement corrélatifs.

En attendant que la véritable action, le véritable *modus faciendi* des bains soient connus, nous avons tâché d'expliquer leurs effets par l'immense retentissement que la peau peut transmettre à l'économie entière. Nous avons rattaché à leur influence sur notre enveloppe cutanée la plus grande part de leur action, omettant à dessein l'absorption, dont on a fort probablement exagéré l'importance.

A propos des effets physiologiques et thérapeutiques des eaux bi-carbonatées de Vals, nous les avons montrées excitantes de l'appétit et de tous les systèmes, toniques par certaines proportions de fer qu'elles contiennent, et sans vouloir poursuivre leur analogie de composition avec la composition du sang, comme l'a fait M. Durand, de Lunel, pour les eaux de Vichy; nous les avons présentées dans leurs diverses sources, comme un liquide bienfaisant par ses propriétés apéritives et toniques, soit qu'elles agissent superficiellement en stimulant ou calmant les tissus par leur contact, soit en portant plus profondément leur action et produisant les effets altérants qui sont hors de toute contestation, mais dont le mécanisme n'a pas reçu d'explication.

Nous avons mentionné dans bien des passages les ressources variées que nous offre Vals touchant les maladies qui nous occupent actuellement. Au *premier* et au *deuxième* groupe reviennent des indications toutes spéciales. Quant au *troisième*, un jour ses eaux seront regardées universellement comme le spécifique de l'anémie et de la chlorose.

Depuis plusieurs années, nous combinons l'administration des eaux de ces trois groupes de telle façon que les malades usent chaque jour des unes et des autres. Ainsi se passent les choses lorsqu'il y a tolérance pour les deux espèces de liquides ; mais on ne doit point oublier combien sont bizarres et capricieux les appétits des chlorotiques. Bien des fois nous nous sommes trouvés en présence de ces organisations, auxquelles les moindres doses d'eau gazeuse étaient insupportables, tandis que l'eau du troisième groupe était parfaitement tolérée. Je n'exagère rien en avançant que, sur vingt chlorotiques, quinze préfèrent de beaucoup faire usage de cette eau. Mais cette préférence est-elle une raison suffisante pour délaisser les bi-carbonatées sodiques ? Oui, sans doute, quand une aversion prononcée pour les moindres doses de ces eaux se manifeste, elles ne peuvent faire du bien. Je ne les ai jamais vues qu'occasionner des accidents ; aussi ai-je le soin de consulter toujours le goût de mes malades. Elles me trouvent le premier à leur conseiller l'abandon de ces eaux, s'il y a répugnance marquée de leur part.

M. Durand, de Lunel, mettant en présence l'analyse chimique du sang d'un côté et celle de l'eau de Vichy de l'autre, croit pouvoir établir que le sang, surtout son sérum, emprunte directement des éléments préparés aux eaux bi-carbonatées sodiques, dont il trouve le prototype dans l'eau de Vichy.

Le type des bi-carbonatées sodiques ne doit pas être pris à Vichy, mais à Vals, où on le trouve avec infiniment plus de graduation. Quant à l'explication qui convertit eau minérale et sérum en deux entités de même nature, l'un portant secours à l'autre dans ses parties faibles, nous aimons mieux l'explication de Bordeu : « Les eaux frappent « à toutes les portes. » J'ai ajouté que la porte la plus faible devait subir le premier choc.

En poursuivant la métaphore, il serait facile de démontrer que ces chocs répétés, après avoir amené un bon résultat d'abord, finiraient souvent par en déterminer de désastreux, si l'on n'y mettait un frein. Combien de malades, en effet, auxquels une cure de moyenne durée procure une amélioration notable, et qui la compromettraient s'ils persistaient à la prolonger !

Quoi qu'il en soit, Vals, par ses eaux bi-carbonatées sodiques variées relativement aux proportions de fer, de soude, offre de grandes ressources aux chlorotiques. Par l'eau du *troisième groupe*, il leur présente une médication qu'on ne trouve qu'ici. Cette étude sera complétée en traitant de la *Saint-Louis* à la fin de cet ouvrage.

CHAPITRE X.

Diabète sucré.

Si le goutteux présente des aberrations de sécrétion et d'excrétion, résultat d'une nutrition vicieuse, si les surfaces articulaires, si les sueurs en fournissent la preuve, le diabétique, lui, offre une seméiologie non moins variée.

Maladie indéterminée encore, malgré les remarquables intelligences qui l'ont étudiée, le diabète offre une symptomatologie tellement disparate, que l'on est fondé à chercher encore où est le siége réel de cette maladie : sucre dans les urines, foie hyperémié, fétidité de l'haleine, aridité de la bouche, sécheresse de la peau, troubles de la vue, etc., etc., tous symptômes sans corrélation directe entre eux.

Fonctions glycogéniques du foie, excrétion par le rein, production du sucre par lésion traumatique des centres nerveux, dans certains embarras de l'hématose, dans certains troubles du côté de la circulation, par injections irritantes de la veine-porte, par l'éthérisation.... théories opposées arrivant toutes à donner un traitement fructueux, etc., etc., la pathogénie, comme la séméiologie du diabète, ne présentent qu'incertitude.

Cependant on ne saurait dire du diabète ce que l'on peut dire de la goutte : *Tollere nodosam nescit medicina podagram.*

Au contraire, la médecine intervient avantageusement dans le traitement du diabète, et les eaux de Vals sont un très-important moyen de soulagement à ajouter aux autres moyens connus.

Le nombre des diabétiques qu'il nous a été donné d'observer à Vals est déjà considérable; et nous avons, chaque année, la satisfaction de voir revenir plusieurs de ces malades, sinon guéris, du moins satisfaits de l'amélioration de l'année précédente.

Cette amélioration consiste en un développement de l'appétit auquel les malades n'étaient pas habitués. La soif diminue promptement; partant la bouche est moins sèche, les forces générales meilleures, la peau plus souple; le sucre devient moins abondant; en un mot, l'on voit s'amender assez vite chacun des symptômes qui caractérisent cette maladie.

Habituellement, je laisse les malades suivre un régime mixte. C'est une latitude qu'ils prennent avec bonheur lorsque, chez eux, ils se sont condamnés à suivre strictement le traitement ordinaire, c'est-à-dire lorsqu'ils se sont privés depuis longtemps de tout aliment sucré ou féculent.

L'usage des eaux de Vals annihile, dans une certaine mesure, l'influence glycogénique des matières sucrées que le malade ingère. Sans doute les urines continuent à dissoudre du sucre; mais qu'importe? Les priver de leur sucre par la privation complète de tout aliment sucré, ce n'est point guérir le malade.

Sous l'influence du traitement par les eaux de Vals, au contraire, le malade, malgré son régime mixte, voit peu à peu le sucre diminuer de quantité. Ainsi, je n'ai pas vu celui-ci disparaître complétement, mais je le vois diminuer chaque année sur plusieurs de nos malheureux habitués. Cette diminution coïncide toujours avec le retour d'une grande amélioration.

Telle est la marche générale du traitement fait à Vals sur les diabétiques. Nous disons *générale*, parce que ces résultats varient avec le degré de la maladie. Combien de diabétiques, sans le savoir, qui assistent aux commencements de la ruine de leur santé! Combien d'autres, avec des complications redoutables et dans un état de délabrement tellement avancé, qu'on ne leur permet qu'à doses excessivement réservées les eaux qu'un autre boit à longs traits !

Les eaux du troisième groupe possèdent une puissance qui sera peut-être sans rivale dans le traitement du diabète et de l'albuminurie. Plusieurs observations en ont été déjà publiées, et le doute n'est plus permis.

CHAPITRE XI.

Accidents morbides ressortissant plus spécialement au IIIe GROUPE des eaux de Vals. — Nevropathies diverses. — Fièvres intermittentes.— Cachexies,

La composition étrange des eaux de ce groupe donne la raison de leurs puissants effets médicateurs.

Sans doute, bien des eaux contiennent du fer et de l'arsenic ; mais ces corps simples ou leurs sels sont mêlés à d'autres principes, en général peu actifs, et qui, par leur abondance relativement considérable, jouent le rôle de correctifs. Des eaux du troisième groupe, au contraire, enlevez l'arsenic, l'acide sulfurique, il ne reste presque plus que de l'eau distillée.

Si l'isolement des principes actifs dont nous parlons n'influençait pas, pour la développer d'une certaine façon, leur force thérapeutique, on ne comprendrait pas les résultats surprenants dont tant de médecins ont été les témoins.

Ne nous occupant ici que de clinique, nous résumerons en deux mots les indications de l'eau du troisième groupe : il faut l'administrer *toutes les fois qu'il se présente une certaine périodicité tenace, chronique et rebelle aux antipériodiques usuels.*

Il faut l'administrer encore toutes les fois que l'on veut *tonifier en calmant, ou calmer en tonifiant.*

Cette eau arsenico-ferrugineuse, sulfo-arsenico-ferrugineuse, comme le disent les chimistes, est capable des reconstitutions les plus frappantes. Je cite, dans mon *Traité*, des exemples de *remontement* général que l'on ne peut comprendre qu'en reconnaissant à l'agent qui le produit une efficacité *sui generis.*

Il faut administrer l'eau du *troisième groupe* dans les débilités profondes, dans les constitutions épuisées, dans ces états où tous les organes souffrent, où chaque système, fonctionnant, pour ainsi dire, isolément, va sans rhythme, sans mesure, où tout équilibre est rompu ; c'est alors, c'est dans ces sortes de souverainetés acquises par tel ou tel système organique, au détriment de tel ou tel autre, que l'on observe ces prédominances si bien décrites par M. Beau, prédominances qui donnent si facilement le change au médecin : prédominance gastrique, prédominance thoracique, prédominance céphalique, vomissements interminables, troubles névropathiques à chaque digestion, dyspnée; toux, essoufflements à chaque ingestion alimentaire; vertiges, éblouissements dans les mêmes circonstances ; susceptibilité nerveuse exagérée : tous symptômes variés simulant une maladie organique, coïncidant avec un dépérissement profond, avec un appauvrissement sanguin considérable, et réclamant, pour disparaître, l'usage des eaux du *troisième groupe.*

Les eaux arsenico-ferrugineuses de Vals n'ont pas seulement cette propriété de tonifier en calmant et de calmer en tonifiant, elles sont antipériodiques et fébrifuges.

J'ai établi par bien des preuves, dans mon *Traité*, cette propriété.

Reconstituantes comme elles le sont, elles réussissent fort bien dans les cachexies paludéennes les plus invétérées, toutes les fois que la manifestation périodique est irrégulière et espacée à d'assez longs intervalles. Il arrive alors, ou que le malade a le temps de faire provision de forces pour réagir, ou bien que l'arsenic de ces eaux agit comme anti-périodique.

Cette dernière hypothèse me paraît la meilleure.

En concentrant, en effet, par l'ébullition, cette eau de façon que trois mille grammes soient réduits à cent cinquante ou deux cents grammes, et en l'administrant ainsi à la dose de trois cents ou quatre cent cinquante grammes, on obtient des effets anti-périodiques analogues à ceux de la quinine

En résumé, toni-sédative et reconstituante par excellence, l'eau minérale du troisième groupe est encore fébrifuge et antipériodique.

CHAPITRE XII.

Des bains sulfo-arsenico-ferrugineux de la source SAINT-LOUIS, de son action dans la leucorrhée et dans les maladies de la peau.

Il est un autre mode d'emploi auquel donne lieu la présence des eaux du *troisième groupe*, mais que le faible débit de la source *Dominique* n'avait pas permis jusqu'ici de faire tourner au profit des malades. Ce nouvel agent thérapeutique, c'est l'eau de la source *Saint-Louis*, administrée en bains.

La découverte de cette belle fontaine a comblé heureusement une lacune regrettable, et nous avons pu, pendant la saison de 1867, administrer des bains composés par nos eaux sulfo-arsenico-ferrugineuses.

La constitution chimique de la *Saint-Louis*, les premières mais incomplètes applications que j'avais faites autrefois de sa congénère pour l'usage externe, n'ont pas laissé régner longtemps le doute sur les indications qu'étaient capables de remplir ces eaux précieuses.

Des divers cas dans lesquels la source *Saint-Louis* a été employée en bains, nous nous croyons fondés à avancer qu'elle agit comme *toni-astringent* et qu'elle provoque sur la peau saine un raffermissement général marqué.

Dans les leucorrhées, que la muqueuse du col ou du vagin soit simplement boursoufflée, qu'elle soit le siége de ces érosions ou de ces ulcérations atoniques si fréquentes chez les femmes débilitées; qu'il y ait écoulement muco-purulent ou glaireux, l'eau de la *Saint-Louis*, par son contact prolongé, par la tonicité et l'astringence *sui generis* qu'elle doit à sa composition chimique, ne tarde pas généralement à déterminer des améliorations manifestes. Il m'a été donné de voir de ces leucorrhées anciennes, dues à des organes sans nerf et sans ressort, sur lesquels le toucher ne constatait qu'une muqueuse mollasse, un col souvent entr'ouvert, flasque et indolore, qui avaient résisté à bien des médications, et qu'un certain nombre de bains de la *Saint-Louis* faisaient disparaître promptement. Il est superflu de faire remarquer à des médecins qu'en même temps que l'état local était directement attaqué, l'organisme entier était reconstitué par cette eau en boisson.

Dans certains états d'inflammation subaiguë, l'astringence, l'action modificatrice de la *Saint-Louis* est si vive, qu'elle est suivie d'une certaine douleur pelvienne pouvant s'irradier dans tout l'abdomen et se faire sentir plusieurs jours consécutifs. Dans le cours de la saison de 1867, j'ai vu plusieurs femmes leucorrhéiques présentant un boursouflement simple de la muqueuse du col, supportant facilement et sans éprouver la moindre douleur le contact du doigt qui pratiquait le toucher, être prises de douleurs assez vives pendant et après un bain de la *Saint-Louis*.

Les considérations précédentes permettent de se faire

une opinion arrêtée sur les modifications qu'un tel agent imprime aux parties avec lesquelles on le met en contact.

La recrudescence dans l'intensité des symptômes locaux que nous signalons, ne tarde pas à se calmer, et cette période est suivie de sa période de sédation et de réparation définitive. Cependant l'administration de la *Saint-Louis* en bains demande de la réserve ; comme tout ce qui est actif, elle peut dépasser le but. C'est au médecin à surveiller, à provoquer, en temps opportun, les diverses étapes par lesquelles doit passer le malade pour arriver à guérison.

En général, les premiers jours employés à tâter la réceptivité des organes ; après avoir pris, suspendu, repris l'administration topique de cet agent nouveau, l'accoutumance survient, les symptômes de réaction ne se produisent plus ; les tissus, modifiés dès le début, supportent facilement le contact de cette eau, et aucun épiphénomène nouveau ne vient contrarier désormais la marche régulière du traitement.

Dans mon *Traité des Eaux minérales de Vals*, je mentionne la guérison de deux eczéma du cuir chevelu, anciens et rebelles, obtenue par l'application topique de nos eaux sulfo-arsenico-ferrugineuses.

A ces deux faits, je pourrais maintenant en ajouter beaucoup d'autres semblables que les eaux de la *Saint-Louis* en bains m'ont permis d'observer.

L'action *toni-astringente* que nous avons signalée pour les écoulements utérins a été encore plus manifeste dans les cas de dermatose que le hasard nous a permis d'observer ; car la station de Vals est loin d'avoir pour spécialité la guérison des maladies de la peau ; l'expérimentation ne peut donc s'y faire sur une grande échelle.

C'est incidemment qu'il nous a été donné d'observer deux eczema du pli du jarret, et datant de plusieurs années ; sous l'action des bains de la *Saint-Louis*, la peau n'a pas tardé à reprendre ses propriétés physiques normales.

De deux cas de prurigo opiniâtres, l'un, généralisé et vieux de quatre ans, a disparu au bout de cinq ou six bains; le second, d'une ténacité excessive, concentré sur le scrotum, réclamant chaque nuit plusieurs bains de siége froids pour permettre un peu de sommeil, ayant résisté à bien des médications internes et topiques, s'est amendé sensiblement après quelques bains de la *Saint-Louis*, lesquels n'ont pu être continués.

Deux psoriasis, l'un occupant toute la surface du corps par larges plaques; l'autre la paume de la main, ont successivement perdu de leur coloration rougeâtre, leurs bords fendillés se sont amortis et ont disparu par parcelles considérables, laissant un derme presque aussi normal que celui du voisinage.

Ces effets obtenus seront-ils de longue durée? Les deux eczema dont je rappelle la guérison dans mon *Traité* ne se sont pas reproduits. Il ne nous est pas permis de faire d'autre réponse. Il y a trois mois à peine que nous observons l'effet du bain sulfo-arsenico-ferrugineux de Vals. Mais déterger, faire disparaître de telles manifestations, est dejà un grand bienfait. Les deux psoriasis, affectant deux personnes d'un rang très-élevé dans la société, avaient déjà résisté à bien des topiques.

Ces résultats peuvent être surprenants de prime-abord; mais ils étonnent moins quand on songe à la constitution physique et chimique du bain de la *Saint-Louis*.

Limpide à la source, cette eau, quoique chauffée rapidement dans une grande cuve en fer, par un jet de vapeur qui se condense dans sa masse, ne tarde pas à prendre une couleur d'ocre foncée. En se plongeant dans la baignoire, le corps du malade, les divers points secrétants qu'il présente, reçoivent cette poudre impalpable qui se précipite; ils sont, pour ainsi dire, saupoudrés de ce depôt abondant. Or, qu'est-ce que le dépôt, quelle est son abondance? Les chimistes nous répondent qu'il a pour véhicule une eau fortement acidulée par l'acide sulfurique libre, que cette poudre est composée de *sels de fer abondants*, *d'arsenic, d'iode*, etc., et que son poids pour l'eau d'un bain s'élève à cent quarante grammes environ. On ne peut être étonné, dès lors, de l'effet de *raffermissement* général marqué qu'éprouvent les malades sur leur enveloppe cutanée, au sortir d'un tel bain, ni des modifications promptes et profondes subies par toute surface secrétante. Effets de *raffermissement*, effets de *toni-astringence sui generis*, concordent avec l'opinion qui a généralement cours sur la valeur thérapeutique des agents dont nous nous occupons.

Nous devions aux médecins qui doivent nous lire, aux malades qui pourront en bénéficier, ce court aperçu sur les premières applications en bains des eaux du troisième groupe de Vals.

L'installation de ces bains *sulfo-arsenico-ferrugineux* dont personne aujourd'hui ne peut prévoir toute l'importance dans l'avenir, avait trop de connexion intime avec la *Clinique de Vals*, pour être passée sous silence.

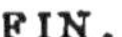

FIN.

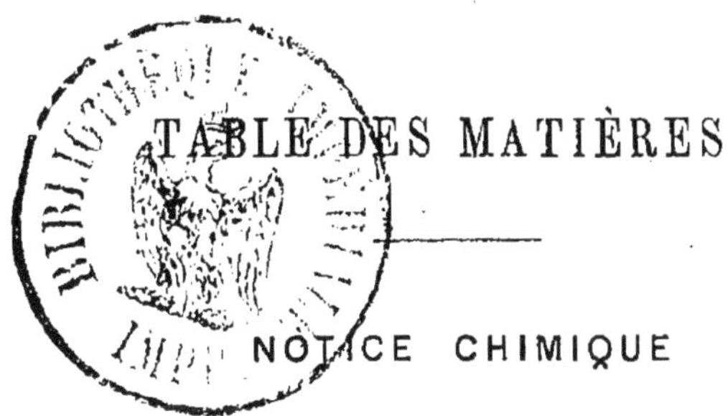

TABLE DES MATIÈRES

NOTICE CHIMIQUE SUR LES SOURCES MINÉRALES.

Pages.

PRÉFACE III

TABLEAU des Analyses des Sources .... XII-XIII

I. — NOTICE 15

II. — Aperçu géologique 16

III. — Débit des Sources 21

IV. — Examen physique des Eaux Minérales 23

V. — Examen physique et chimique des gaz dégagés aux Sources 27

VI. — Analyse qualitative *(Recherches des bases)* 29

— — *(Recherches des acides)* 38

VII. — Analyse quantitative 48

VIII. — Résumé des Analyses 57

CLINIQUE DE VALS.

AVERTISSEMENT LXV

CHAPITRE I. — Dyspepsie 73

CHAPITRE II. — Entérite chronique et gastro-entérite... 75

Pages.

CHAPITRE III. — Diarrhée 76
Constipation 77

CHAPITRE IV. — Gastralgie Enteralgie 78

CHAPITRE V. — Maladies du foie 81
Obstructions. — Empâtements. — Engorgements. — Hypertrophie du foie. — Hépatite chronique 83
Hépatalgie 89
Calculs biliaires 90

CHAPITRE VI. — Maladies des organes genito-urinaires... 99
Calculs des reins et de la vessie. — Coliques néphrétiques 99
Cystite. — Catarrhe de la vessie 104
Hematurie 105
Prostatite 106
Spermatorrhée. — Incontinence d'urine 106

CHAPITRE VII. — Maladies de la matrice 107
Stérilité 113

CHAPITRE VIII. — Goutte 114

CHAPITRE IX. — Anémie. — Chloro-anémie. — Debilité générale 118

CHAPITRE X. — Diabète sucré 121

CHAPITRE XI. — Accidents morbides ressortissant plus spécialement au IIIme groupe des eaux de Vals. — Nevropathies diverses. — Fièvres intermittentes. — Cachexies. 123

CHAPITRE XII. — Des bains sulfo-arsenico-ferrugineux de la source *Saint-Louis*, de son action dans la leucorrhée et dans les maladies de la peau 125

www.ingramcontent.com/pod-product-compliance
Ingram Content Group UK Ltd.
Pitfield, Milton Keynes, MK11 3LW, UK
UKHW021110220726
13924UKWH00004B/1622